Elie de Cyon

Die Lehre von der Tabes dorsualis

Kritisch und experimentell erläutert

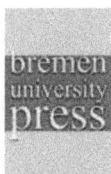

bremen
university
press

Elie de Cyon

Die Lehre von der Tabes dorsualis

Kritisch und experimentell erläutert

ISBN/EAN: 9783955620592

Auflage: 1

Erscheinungsjahr: 2013

Erscheinungsort: Bremen, Deutschland

@ Bremen-university-press in Access Verlag GmbH, Fahrenheitstr. 1, 28359 Bremen. Alle Rechte beim Verlag und bei den jeweiligen Lizenzgebern.

bremen
university
press

Die Lehre

von der

Tabes dorsualis,

kritisch und experimentell erläutert

von

Dr. E. Cyon.

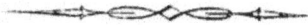

Berlin.

Verlag von Carl Sigism. Liebrecht.

1867.

„Es giebt eine Entwickelungsstufe der Disciplinen, wo die Kritik immerhin „die Waffen aus der Hand legen und auf ihren Lorbeeren ausruhen mag. Die „anorganische Physik und Chemie befinden sich zum grössten Theil in diesem „Fall . . . . . Nicht so in den organischen Wissenschaften, ... sie sind „noch in dem Kreissen begriffen, dessen Wehen dort längst verschmerzt sind. „Inmitten eines Gedränges von Meinungen und aus der Luft gegriffener Hy-„pothesen zweideutiger Beobachtungen und voreiliger Schlussfolgen, ... „wie wenig Thatsachen unseres Gebietes, über deren Zuverlässigkeit, ja keine, „über deren Deutung man einig wäre. Hier steht Nichts fest, scheint Alles „möglich, wird von Vielen Alles geglaubt, so gut wie Nichts. Gewiss ist „eigenes, kräftiges und bedächtiges Schaffen das beste Mittel, sich dieser Wild-„niss zu entziehen. Wenn aber minder bedenkliche Gemüther, im Trüben „fischend, sich diese allgemeine Unsicherheit zu Nutze machen, die Verwir-„rung steigern und die Arbeit der Späterkommenden in's Endlose häufen; wenn „es die glänzenden Namen des Tages sind, welche ihr Ansehen auf diese „Weise missbrauchen . . . . . dann tritt für die Wissenschaft der Fall der „Nothwehr ein, Duldung wird zur Zaghaftigkeit, schonungslose Strenge zur „Pflicht, die Kritik ist in ihrem Recht, an ihrem Ort. In dieser Ueberzeugung „unterziehe ich mich getrost dem mühseligen und undankbaren Geschäft ihrer „verneinenden Thätigkeit." —

E. de-Bois-Reymond.

(Ueber thierische Electricität. Bd. I. S. 129—130.)

Einleitung.

Hinter den verhältnissmässig grossen Fortschritten, welche die übrigen Disciplinen der Medicin in der letzten Zeit, Dank den Forschungen auf dem Gebiete der Physiologie der Respiration und Circulation und besonders den Leistungen der pathologischen Anatomie, gemacht haben, ist die Pathologie des Nervensystems weit zurückgeblieben. Während jeder intelligente Arzt bei Brust- und Unterleibskrankheiten sich ein ziemlich genaues Bild von dem kranken Organ und von den Einflüssen, die diese pathologische Veränderung auf andere Theile ausübt, machen kann, ist es dem Neuropathologen sogar oft unmöglich zu bestimmen, welches Organ das afficirte ist. Ueber das Wesen der Erkrankung und den dieselben begleitenden pathologischen Processen kann er in den meisten Fällen nicht einmal Vermuthungen anstellen. Die Schriften mancher Neuropathologen erinnern jetzt noch an die dunkle Sprache der Medicin vergangener Jahrhunderte. Renales Asthma, uterinale Epilepsie und sonstige unsinnige Bezeichnungen sind in der Nervenpathologie noch jetzt ganz an der Tagesordnung.

An der Spitze der mannigfaltigen Ursachen dieses Zurückbleibens der Lehre von den Krankheiten der Nerven steht die Mangelhaftigkeit unserer Kenntnisse in der Physiologie und Histiologie derselben. Diese Unkenntniss lässt uns einerseits ohne Andeutung darüber, in welcher Partie des Nervensystems wir den Sitz der Erkrankung suchen müssen, andererseits raubt sie uns die Möglichkeit, den bei der Section vorgefundenen pathologischen Veränderungen der Nervensubstanz eine richtige Auslegung zu geben.

Ein grosser Theil der Nervenkrankheiten werden gewöhnlich als functionelle Störungen bezeichnet. Man geht dabei von der Voraussetzung aus, dass es sich dabei nur um Störung der Function eines Organs handle, ohne dass materielle Gründe dazu vorliegen. Man fühlt sich daher auch der Mühe enthoben, weitere Nachforschungen über die Veränderung der Structur des Organs anzustellen. Es kann nicht oft genug auf die Unrichtigkeit und sogar Schädlichkeit dieser Bezeichnungen hingewiesen werden. Krankhafte Functionen im eigentlichen Sinne des Wortes kann es überhaupt gar nicht geben. Krankhaft kann nur das Organ, als das materielle Substrat der Functionen, sein; die Function aber, als Aeusserung der im Organe wirksamen Kräfte wird als solche auch dann noch normal sein, wenn das Organ selbst krank ist.

Gewiss ist es Niemand beigefallen, beim Aufhören der Leitung des transatlantischen Kabels an eine Erkrankung der electrischen Kräfte, beim Explodiren einer Pulvertonne an eine Affection der zwischen den Pulvertheilchen existirender Attractionskräfte zu denken. Ist man denn nicht ebensowenig berechtigt, das Aufhören der Leitung bei einer Drucklähmung oder beim plötzlichen Ausbruch der Krämpfe bei einem Epileptischen an eine Erkrankung der Reiz- oder Leitungskräfte zu denken.

Soll auf das Gebiet der Neuropathologie mehr Licht geworfen werden, so müssen zunächst dergleichen nichtssagende Bezeichnungen weggelassen werden.

Unter den untergeordneten Ursachen, welche auf die Entwickelung der Neuropathologie hemmend einwirkten, ist besonders die hervorzuheben, dass die meisten Nervenkrankheiten chronischer Natur sind und als solche sich den klinischen Beobachtungen entziehen.

Solche Kranke kommen meistentheils erst in's Spital in Folge eines hinzutretenden acuten Leidens, welches die Nervenaffection vollständig in den Hintergrund stellt. Stirbt dann ein solcher Patient, so wird sein Nervensystem in den meisten Fällen nicht genauer untersucht.

Andererseits muss man bekennen, dass trotz der erwähnten in der Natur des Gegenstandes selbst liegenden Hindernisse, die Neuropathologie viel weiter vorgeschritten wäre, wenn ihr von Seiten der Aerzte die gehörige Aufmerksamkeit gewidmet worden wäre. So sind z. B. bei weitem nicht alle Ergebnisse der jüngsten neurophysiologischen Forschungen von den Aerzten in der Nervenpathologie benutzt worden. Dabei giebt es wenige Abschnitte in der Physiologie, deren Fortschritte sich so leicht für die Pathologie verwerthen liessen, wie eben die Physiologie des Nervensystems. Die Nervenpathologie könnte wieder ihrerseits nicht unbedeutend zur Entwickelung der Nervenphysiologie beitragen. Während der Experimentalphysiologe zur Erforschung der normalen Funktion eines Organs erst variirte Bedingungen schaffen muss, unter welche dasselbe zu stellen ist, sind dem Pathologen durch die Krankheit selbst die verschiedenartigsten Veränderungen schon gegeben. Er hat also nur die Natur dieser Veränderungen und ihren Einfluss auf die Funktion des erkrankten Organs zu erforschen, um Rückschlüsse auf die normalen Functionen machen zu können. Während der Physiologe oft wegen der Gefährlichkeit und der Complicirtheit des zu machenden Eingriffs von demselben abstehen oder wegen der Natur des zum Experiment gebrauchten Thieres auf eine Auskunft über die subjectiven Erscheinungen in Folge des Eingriffs Verzicht leisten muss, hat der Pathologe schon in der Krankheit einen mit Erhaltung des Lebens gemachten Eingriff, in dem Kranken das intelligenteste Experimentalthier, welches ihn in den meisten Fällen über die geringsten subjectiven Symptome berichten kann. Die geringen Kenntnisse der Nervenphysiologie, welche die meisten Aerzte besitzen, haben verhindert, dass der fördernde Einfluss, welchen die Neuropathologie auf die Neurophysiologie ausüben konnte, sich geltend machte. Da die meisten Aerzte die strengwissenschaftlichen Forschungsmethoden der Nervenphysiologie nicht kennen, so kommt es, dass sie am Krankenbette von Nervenleidenden sich keines strengen Untersuchungs- und Beobachtungsverfahrens bedienen. Während die Harnuntersuchungen, Auscultation und Percussion schon zum Eigenthum der meisten Aerzte geworden ist, ist die Zahl derjenigen, die im Stande wären, auf Grund electrischer Untersuchungen die Diagnose einer Nervenkrankheit zu machen, noch äusserst beschränkt. Ja, die wenigsten haben sogar kaum eine Ahnung von der richtigen Bedeutung einer solchen Untersuchung.

Drei Wege sind es, deren gleichzeitige Benutzung nothwendig ist, um die Nervenpathologie auf eine höhere Stufe zu bringen;

1) eine sorgfältige klinische Beobachtung und genaue Untersuchung der Leiden von Nervenkranken;

2) eine möglichst umfassende Anwendung der physiologischen Errungenschaften zur Erkenntniss der pathologischen Zustände und Experimentaluntersuchungen an Thieren, einerseits um sich Aufklärung zu verschaffen über das Wesen krankhafter Vorgänge, andererseits zur Bestätigung der durch klinische Beobachtung gewonnenen physiologischen Thatsachen;

3) eine strenge Anwendung der statistischen Methode zur Entscheidung über zweifelhafte Thatsachen, sei es in der Aetiologie und Symptomatik, sei es in der Pathologie und Therapie der Nervenkrankheiten. Es versteht sich von selbst, dass das statistische Verfahren nur dann von Nutzen ist, wenn es streng wissenschaftlich gehandhabt wird; sonst kann es zu den gefahrbringendsten Irrthümern verleiten. Im Laufe der vorliegenden Arbeit wird man sehen, von wie vielen Aerzten die statistische Methode gemissbraucht wird, so z. B. stellte Leyden 32 Krankengeschichten von Tabetischen zusammen und zog, mit Umgehung von 31 übereinstimmend lautenden Fällen, aus dem zweiunddreissigsten Falle, der übrigens nicht einmal ein Tabes war, Schlüsse auf die Pathologie dieser Krankheit. Bei 45 positiven Fällen und einem scheinbar negativen schloss Duchenne aus diesem letztern, dass die Tabes dorsualis nichts mit der Degeneration der hintern Rückenmarksstränge zu thun habe. Eigentlich haben nur die englischen Neuropathologen einen streng wissenschaftlichen und nutzbringenden Gebrauch von diesem Verfahren gemacht.

Nur wenige Neuropathologen waren in der Lage, alle 3 Methoden gleichzeitig zu gebrauchen. Die Einen besassen zwar genügende Kenntnisse in der Literatur der Nervenpathologie, um das statistische Verfahren in Anwendung bringen, — aber zu wenig physiologische, um aus demselben Nutzen für die Nervenpathologie ziehen zu können. Die andern (wie z. B. Remak) waren zwar ausgezeichnete Nervenphysiologen, hatten aber als solche eine zu grosse und nicht ganz unverdiente Verachtung der Literatur der Neuropathologie, als dass sie sich verstanden hätten, das in derselben angehäufte Material säubern zu wollen. Die

Möglichkeit, sorgfältige Beobachtungen am Krankenbette und
Sectionstische zu machen, war nur den wenigsten geboten.

Die Literatur über Tabes dorsualis in den letzten Jahren
beweist, dass auch die gleichzeitige Anwendung der drei erwähnten Methoden, wenn sie nicht mit der nothwendigen Strenge
geschieht, zur grössten Verwirrung führen kann.

Ueber keine andere Nervenkrankheit ist in den letzten
Jahren so viel geschrieben worden, wie über Tabes dorsualis
und über keine existirt eine solche Differenz der Ansichten, wie
über die Tabes. Sieben bis acht dickleibige Monographien
und eine Unzahl kleinerer Schriften voll von klinischen Beobachtungen, Sectionsbefunden, statistischen Zusammenstellungen und
physiologischen Experimenten haben nur dazu beigetragen,
unsere früheren Kenntnisse über Tabes dorsualis, welche zwar
nicht mannigfaltig, aber doch klar waren, zu verwirren. Die
Schuld daran liegt nicht sowohl im Gebrauch des genannten
dreifachen Verfahrens, als vielmehr in dessen Missbrauche.
Nicht jede Zusammenstellung von Zahlen kann Statistik, nicht
jedes Vergiessen von Froschblut Experimentalphysiologie ge-
nannt werden. Wie von einigen Autoren die Statistik angewandt wurde, habe ich schon oben angedeutet. Folgendes Beispiel soll zeigen, dass die Experimentalphysiologie nicht besser,
vielleicht noch schlechter für die Pathologie der Tabes benutzt
wurde. Um den Einfluss, welchen das Hautgefühl auf die
Coordination der Bewegungen hat, zu eruiren, stellte Leyden
folgenden Versuch an: Einem Frosche, dessen rechter Schen-
kel amputirt war, wurde am linken die Haut abgezogen. Die
Bewegungen dieses Frosches wurden beobachtet, und Leyden
bemerkte, dass dem Thiere zwar die Sprünge gelangen, aber
weniger präcis und kräftig waren, als die beim Frosche mit
erhaltener Haut. Aus diesem einen Versuche an dem ampu-
tirten Frosche sieht sich Leyden zu dem Schlusse berechtigt,
dass „.... der Verlust der Haut mit ihrer Tastempfindlichkeit
allein als Ursache der gestörten Muskelleistung erscheint." Ja,
er will durch dieses Experiment sogar die entgegengesetzt lautenden Versuche von Claude Bernard entkräftet haben. (Die
graue Degeneration der hinteren Rückenmarksstränge etc. von
Leyden. S. 176 und 179.)

Der einzige Nutzen, den die über Tabes in den letzten

Jahren erschienenen Schriften gebracht haben, ist ein grosses Material von theilweise sehr genauen klinischen Beobachtungen und Sectionsbefunden. Dass von demselben aber nicht der beste Gebrauch gemacht worden ist, geht schon aus dem Umstande hervor, dass es kaum zwei Autoren giebt, welche darin übereinstimmen, welche Krankheit oder Krankheitsgruppe als Tabes dorsualis aufzufassen ist. Ist die Tabes dorsualis identisch mit der Ataxie locomotrice progressive oder nicht, ist die Ataxie locomotrice eine Krankheit oder ein Symptom, ist die Tabes dorsualis als eine Lähmung oder als eine Art von Ataxie aufzufassen, ist die graue Degeneration der hintern Rückenmarksstränge ein nothwendiges Substrat der Ataxie? Alle diese und noch viele andere Fragen werden von den verschiedenen Autoren sehr verschieden beantwortet und nur von den wenigsten werden entscheidende Gründe für ihre. Annahmen beigebracht.

Der Zweck der vorliegenden Arbeit ist eine möglichst strenge statistische und experimentale Kritik aller über die Pathologie, Symptomatologie und Therapie der Tabes aufgestellten Ansichten. Ich war weit davon entfernt, die Literatur über Tabes mit einer neuen Monographie bereichern zu wollen. Meiner Ansicht nach ist es bei unsern jetzigen Kenntnissen über Physiologie und Pathologie des Nervensystems ganz unmöglich, eine Monographie über irgend welche Nervenkrankheit geben zu können, die nicht eine grosse Compilation aller vorhandenen Krankengeschichten, mit Hinzufügung nichtssagender und alles erklärenwollender Theorien wäre.

Eine strenge Lichtung des vorhandenen Materials, logische Schlussfolgerungen aus fremden Krankengeschichten und eigenen Beobachtungen, eine experimentale Begründung der gezogenen Schlüsse, soweit dieselben überhaupt der Experimentalphysiologie zugänglich waren, das war es, was ich mir vorgenommen habe in nachstehender Schrift zu geben. Dass eine solche Arbeit noch ein Bedürfniss war, wird Jeder, der die Verwirrung in den Lehren von der Tabes kennt, eingestehen.

Ich habe vorgezogen, die 203 Krankengeschichten in tabellarischer Uebersicht und nicht jede einzelne für sich ausgeführt, wieder zu geben. Ausführlich mitgetheilte Krankengeschichten sind nicht nur schwer zu übersehen, sondern werden auch nur selten von den Aerzten gelesen. Ja, sogar die Verfasser von Monographien widmen den von ihnen zusammengestellten Krankengeschichten nur eine oberflächliche Aufmerksamkeit. So erklärt es sich, dass z. B. Leyden dieselbe Krankengeschichte von einem Arzte zweimal hintereinander als verschiedene Fälle mittheilt (10 und 11, Romberg und Steinthal). Topinard beging noch viel grössere Fehler: die Krankengeschichte von Will J. (von Gull) theilt er als zwei verschiedene Fälle mit; fünf Fälle von Charcot und Vulpian bringt er zweimal, fast gleich hintereinander, einmal unter der Krankenzahl 238—242, das andere Mal unter den Nummern 247, 248, 250—252.

Die Versuche zur Eruirung des Einflusses der hintern Wurzeln auf die Erregbarkeit der motorischen Nerven habe ich im physiologischen Institute des Herrn Professors Ludwig zu Leipzig angestellt.

Ich habe nur diejenigen Theorien über Tabes einer Kritik unterzogen, die ihrem innern Werthe oder ihrer Verbreitung nach eine solche verdienten. Diejenigen, welche einmal durch ein Gewirr von schlecht mitgetheilten oder entstellten Thatsachen, von willkürlichen und unlogischen Schlussfolgerungen, unsinnigen und verwirrten Theorien sich hindurchzuarbeiten hatten, werden die von mir an einigen Schriften geübte, vielleicht zu streng scheinende Kritik begreiflich finden. Sollte die Pathologie des Nervensystems einer bessern Zukunft entgegengeführt werden, so muss durch eine scharfe Kritik der Ueberfluthung derselben durch Schriften, die nicht der Krankheit, sondern der Autoren wegen erscheinen, Schranken gesetzt werden.

Ich hoffe, dass die vorliegende Arbeit als fester Ausgangspunkt für neuere Forschungen auf dem Gebiete der Pathologie der Tabes dienen und durch sie den nächsten Forschern das unerquickliche Durchwühlen der Tabesliteratur erspart wird.

Leipzig, den 13. März 1866.

Eine der Ursachen, die am meisten dazu beigetragen hat, die Verwirrung in den Lehren von der Tabes hervorzubringen, ist die neue Nomenklatur, die für diese Krankheit eingeführt wurde. — Zwei Benennungen wurden in der neuesten Zeit der Tabes beigelegt. Die erste wurde von dem Sectionsbefunde der an Tabes verstorbenen Kranken abgeleitet — das ist die graue Degeneration der hinteren Rückenmarksstränge, von Leyden; die zweite ist die Bezeichnung eines Symptoms dieser Krankheit — nämlich die Ataxie locomotrice progressive, von Duchenne. —

Ich werde die Kritik der Lehren von der Tabes mit der Kritik dieser Benennungen beginnen. — Beide Bezeichnungen sind so unglücklich gewählt als nur irgend möglich. — Die Benennung der Tabes als graue Degeneration der hinteren Rückenmarksstränge ist unrichtig und zwar aus folgenden Gründen:

1) Ist es durch einige zur Section gekommene Fälle von Tabes festgestellt, dass diese Krankheit auch ohne jede anatomische Veränderung vorkommen kann. Die Degeneration der Stränge tritt überhaupt erst als Folge der mit unseren jetzigen Hülfsmitteln nicht näher nachweisbaren Molecularveränderungen, die schon an sich selbst die Erscheinungen der Tabes bedingen, auf; oder sie entsteht bei der secundären Tabes (s. u.) erst später in Folge der interstitiellen Bindegewebswucherung. In beiden Fällen ist diese Degeneration nur das Endresultat eines krankhaften Vorganges — und ist es umsomehr ungerechtfertigt, die Krankheit selbst mit dem Namen dieses Endresultats bezeichnen zu wollen, als dadurch nichts mehr als eine neue nichtssagende Benennung gewonnen wird. Man muss nur einen Blick auf die Nomenklatur der Nervenkrank-

1

heiten werfen, um sich zu überzeugen, dass es nicht der Mangel an abenteuerlichen und unsinnigen Namen ist, woran die Nervenpathologie leidet!

2) Ist die Bezeichnung graue Degeneration zu unbestimmt, um die verschiedenen Sectionsbefunde, die bei den Tabetikern vorkommen, genau zu charakterisiren: ausser der einfachen Atrophie kommen bei der Tabes auch Erweichungen, Erhärtungen etc. der hinteren Rückenmarksstränge vor, wie es von Rokitansky, Romberg, Albers, Cruveilhier u. A. ausser allen Zweifel gestellt worden ist. — Diese Bezeichnung ist also auch von dieser Seite her als eine unrichtige zu verwerfen. — Ueberhaupt handelt es sich bei der Tabes wie bei allen Neurosen weniger darum, wie eine bestimmte Rückenmarkspartie entartet sei, sondern was für eine Nervenpartie in Folge der Degeneration functionsunfähig geworden ist. —

3) Ist es auch falsch, die Tabes als eine Erkrankung der hinteren Rückenmarksstränge hinzustellen — da sehr häufig die Seiten — ja sogar die Vorderstränge bei der Tabes auch in Mitleidenschaft gezogen werden; die Entartung greift auch mehrmals die hinteren Wurzel, sowie die graue Substanz des Rückenmarks — besonders häufig aber die Basis Cerebri an, infolge dessen die bekannten Augenleiden bei den Tabetikern entstehen. — Die in den Vordergrundstellung der Degeneration der hinteren Stränge ist aber besonders ungerechtfertigt von Seiten des Herrn Leyden, der die Bewegungsstörungen bei der Tabes von dem Mangel an Muskel- und Hautsensibilität ableiten will — der doch die Thatsache berücksichtigen sollte, dass die hinteren Rückenmarksstränge bei der Leitung der Sensibilität nur eine untergeordnete Rolle spielen (wie es von Brown-Séquard und L. Clarke constatirt worden ist).

Die Bezeichnung der Tabes als graue Degeneration der hinteren Rückenmarksstränge ist also als unrichtig zurückzuweisen; sie hat, wie die ganze Leyden'sche Lehre von der Tabes, nur dazu gedient, Verwirrung in der Pathologie dieser Krankheit hervorzurufen. Dass es Leyden selbst nicht ernst mit der neuen Benennung war, geht daraus hervor, dass er unter dieser Benennung Krankheitsgeschichten von Patienten, die noch lebten, anführt, bei denen also noch nicht festgestellt werden konnte, ob eine graue Degeneration schon vorhanden ist oder

nicht. — Mit der Duchenne'schen Bezeichnung der Tabes als
Ataxie locomotrice progressive ist es noch schlechter bestellt. —

Duchenne hat bekanntlich die Tabes als eine neue, noch
unbekannte Krankheit, die von ihm zum ersten Male beobachtet
wurde, beschrieben und sie als Ataxie locomotrice progressive
bezeichnet. Duchenne hat dabei zu der Lehre von der Tabes
keine einzige neue Thatsache hinzugefügt; er ist sogar nicht
der erste gewesen, der auf die Erhaltung der Muskelkraft bei
den Tabetikern aufmerksam gemacht hat, denn Todd hat schon
im Jahre 1847 in seiner „Cyclopaedy of Anatomy and Physiology" dieses charakteristische Symptom erwähnt (in wie weit
dieses Symptom wirklich richtig und charakteristisch ist, davon
wird unten die Rede sein). Alle übrigen Symptome waren
schon früher von Brach, Romberg etc. so klar und deutlich als
möglich beschrieben worden. Sogar die Bezeichnung der Coordinationsstörungen bei erhaltener Muskelkraft als Ataxie ist
nicht neu, denn sie wurde schon von Andral, Bouillaud u. A.
in diesem Sinne gebraucht. Man weiss nicht, was man mehr
bewundern soll, Duchenne's Unkenntniss der Literatur, oder
die Kühnheit, mit welcher er, ungeachtet der wiederholten pu-
blicirten Gegenbeweise, doch seine Priorität in Betreff dieser
Krankheit behauptet. Das einzige Verdienst Duchenne's ist,
dass er eben durch die Kühnheit, mit der er eine neue Krankheit gefunden zu haben vorgab, die Aufmerksamkeit der französischen Aerzte auf die Tabes lenkte, welches Verdienst aber
mehr als aufgewogen wird durch die grenzenlose Verwirrung,
die er durch seine Ataxie in der Pathologie dieser Krankheit
veranlasst hat.

Was nun die Bezeichnung des Tabes als Ataxie selbst anbetrifft, so ist sie so schlecht als möglich gewählt, denn:

1) ging Herr Duchenne bei Aufstellung dieser Benennung
von dem Gedanken aus, dass er dadurch die Krankheit nach
ihrem Hauptsymptome benenne; nun ist es schon immer eine
missliche Sache, wenn man eine Krankheit nach einem ihrer
Symptome bezeichnen muss. Es ist aber vollkommen ungerechtfertigt, das bei einer Krankheit zu thun, deren Wesen
ziemlich genau bekannt ist und die schon einen zutreffenden
Namen hat. —

2) Ist zu berücksichtigen, dass die Ataxie bei weitem nicht
das Hauptsymptom der Tabes ist (s. u.) ja noch mehr: bei der
bei weitem überwiegenden Mehrzahl der Tabetischen fehlt die
Ataxie gänzlich. Das Symptom, das Duchenne, Eisenmann,
Topinard u. A. für Ataxie halten, ist nichts weniger als eine
Ataxie, wie ich es bei der Theorie dieser Krankheit· auseinandersetzen werde.

Dabei ist noch zu erwägen, dass die Tabetiker weder
an der Ataxie sterben, noch ist diese das die Kranken am
meisten belästigende Symptom. Die Ataxie ist bei der Tabes
nur ein höchst selten sich hinzugesellendes Symptom, und die
Tabes als Ataxie bezeichnen wollen, hiesse aller Logik und
Wissenschaft Hohn sprechen. Freilich hat sich Eisenmann mit
der Behauptung helfen wollen, dass er die Tabes nur als eine
Art der Ataxieen aufgestellt hat; diese Behauptung ist aber in
sofern unrichtig, als er in seiner Monographie: „die Bewegungs-Ataxie,“ nur von der einzigen Krankheit, der Tabes,
handelt; die übrigen Ataxieen sind in dieser Monographie ganz
unberücksichtigt geblieben, so z. B. die Chorea, die echteste
und reinste Ataxie (s. meine Abh. über Chorea, Med. Jahrb.
1865 II.). Es ist aber auch ungerechtfertigt, die Tabes unter
die Ataxieen rechnen zu wollen, denn die echte Ataxie kommt,
wie ich unten durch Zahlen beweisen werde, höchst selten bei
der Tabes vor, und wo sie vorkommen mag, ist sie nur ein
ganz untergeordnetes Symptom. Es kann also weder von der
Identificirung der Tabes mit der Ataxie, noch von einer Bezeichnung derselben als Art der Ataxie die Rede sein.

Nachdem wir so die neuen Bezeichnungen der Tabes verworfen haben, wollen wir uns nun an die Theorieen dieser Krankheit selbst wenden. — Es giebt sechs Theorieen der Tabes, die
ziemlich weit auseinanderweichen: die Theorie 1) von Leyden,
2) von Duchenne, 3) von Eisenmann, 4) von Remak, 5) von
Benedikt, 6) von Topinard. Alle übrigen Theorieen lassen sich
mit Leichtigkeit in die erwähnten sechs einschieben.

Wir wollen mit der Leyden'schen beginnen, und zwar von
seinen pathologisch-anatomischen Anschauungen.

Leyden erklärt die Degeneration der hintern Rückenmarksstränge als eine in den peripherischen Ausbreitungen
der sensiblen Nerven beginnende Erkrankung, die sich dann

progressiv weiter nach oben entwickelt und Zerstörungen
der hintern Rückenmarksstränge zur Folge hat. Ferner
weist er die Behauptungen Rokitansky's, Lebert's, Charcot's,
Vulpian's, Luy's und Gull's etc. zurück, dass nämlich die
Atrophie in Folge einer chronischen Meningitis spinalis
oder doch eines chronischen irritativen Vorgangs in den
Rückenmarkssträngen selbst entstehe. Sowohl das Erste als
das Zweite ist nicht nur ganz grundlos, sondern Leyden
führt selbst alle Thatsachen auf, die unzweifelhaft die Unrichtigkeit seiner Annahme beweisen; er stellt nur ihnen gegenüber die Behauptung auf, dass seine Ansicht (obwohl, beiläufig
bemerkt, durch nichts unterstützt) die richtige sei. — Leyden
führt selbst Krankengeschichten auf, in welchen die Section unzweifelhaft Beweise von chronischer Meningitis und chronischen
irritativen Prozessen im Rückenmarke liefert, wie Trübung und
Verhärtung der Pia, Adhaerenz derselben an die Dura, Verwach-
sung mit dem Rückenmarke, starke Vascularisation, Oedem, fettig
degenerirte Exsudatzellen, Volumsvermehrung des Rückenmarks,
dabei Schwund der Nervensubstanz und Zunahme des Bindegewebes etc. Ja, er giebt selbst die Richtigkeiten der Beobachtungen zu, und ist ihm auch die unverkennbare Aehnlichkeit
mit chronischen Entzündungen anderer parenchymatöser Organe
vollkommen deutlich: „Derselbe Verlust von Parenchym, die
ungleiche Vertheilung und Grösse der erhaltenen specifischen
Elemente, ihre theilweise Atrophie, theilweise Hypertrophie,
die Ausfüllung der Lücken durch bindegewebsartige Züge, der
chronische Verlauf und die endliche Schrumpfung des Organes,
Alles bietet eine Analogie mit der vorliegenden Rückenmarks-
affection." Dies sagt Herr Leyden selbst; und dennoch will er
trotz alledem nicht den häufig entzündlichen (und immer irritativen) Charakter dieser Affection anerkennen; und aus welchem Grunde? Weil das Bindegewebe bei der grauen Degeneration der hinteren Rückenmarksstränge ärmer an Kernen ist
als bei anderen chronischen Entzündungen! Angenommen, diese
Thatsache sei auch richtig und bis jetzt nicht erklärlich — giebt
aber das Unerklärliche einer Thatsache das Recht, die unzweifelhaft constatirte Thatsache selbst wegzuleugnen?
  Das einzige, was man aus dieser Thatsache zu folgern berechtigt wäre, ist, dass das Bindegewebe hier einen anderen

Charakter hat. — Dabei ist aber auch diese für Leyden unerklärliche Abweichung des Bindegewebes nichts weniger als unerklärlich; sie ist sogar durchaus nothwendig und zwar aus folgenden Gründen: 1) In den meisten Fällen der grauen Degeneration der Rückenmarksstränge, die zur Section kommen, ist dieser Process schon soweit vorgeschritten, dass das neugebildete Bindegewebe selbst schon degenerirt ist und an dessen Stelle befinden sich Detritusmasse, Fettkörperchenconglomerate, amyloyde Körperchen u. s. w. So erklärt es sich, dass bei den übrigens nicht sehr häufigen Fällen, wo das Bindegewebe wirklich gewuchert hat, bei der mikroskopischen Untersuchung doch wenig Kerne gefunden werden. 2) Ist bei einer grossen Anzahl von Tabes (der primären Tabes, s. u.) auch keine Bindegewebswucherung vorhanden — es findet einfach ein Schwund der Nervensubstanz in Folge erschöpfender irritativer Vorgänge statt. Hier ·ist also das Bindegewebe das übergebliebene Neurilem und als solches auch kernhaltig, und beschreibt Leyden selbst eine nicht zu grosse Anzahl grosser und kleiner länglicher Kerne, die er auch als den Nervenscheiden zugehörig betrachtet.

Die Ansicht Gull's, dass man es bei der Tabes mit einer chronischen Meningitis spinalis, welche die hinteren Wurzeln zur Atrophie bringe und so die Alterationen des Rückenmarks hervorrufe, zu thun habe, weist Leyden auch zurück; und zwar mit eben so wenig Grund und Logik, wie die vorher erwähnte Ansicht Rokitansky's und Anderer. — Er giebt zwar zu, dass in vielen Fällen von Tabes eine Verdickung der Pia, Adhärenz mit der Dura, nicht selten auch Verdickung der letzteren, Alles auf die Hinterfläche des Markes beschränkt oder hier vorzüglich ausgeprägt sich vorfinde. Nur will Herr Leyden nicht zugestehen, dass die durch Entzündung der Pia hervorgebrachte Atrophie der Wurzeln eine gleiche Entartung auf die Hinterstränge nach sich ziehen könne — und zwar aus dem Grunde, dass es ihm unwahrscheinlich scheine. Dort wies Herr Leyden Thatsachen zurück, weil sie ihm unerklärlich waren, hier weil sie ihm unwahrscheinlich scheinen! Das Warum bleibt Herr Leyden schuldig. — Und das soll ein wissenschaftliches Verfahren sein!

Wenn aber Jemand nicht das Recht hat, diese Thatsachen

für unwahrscheinlich zu halten, so ist es eben Herr Leyden — da er doch selbst die ganze Degeneration der Stränge von einer Entartung der peripherischen Nerven herleiten will; wenn die hinteren Rückenmarksstränge degeneriren müssen in Folge einer Atrophie der peripherischen Nerven, so müssen sie es auch in Folge einer Entartung der hinteren Wurzeln thun. — Damit will ich freilich nicht sagen, dass ich der Leyden'schen Hypothese beistimme — im Gegentheil, ich werde sogleich deren Haltlosigkeit darthun — sondern dass, meiner Meinung nach, wenn man schon einmal eine wenn auch falsche Annahme gemacht hat, man auch alle ihre logischen Consequenzen zugeben muss, und nicht das eine Mal Etwas zugeben, was zu einer im Voraus gemachten Schablone passt, und das andere Mal eine vollständig richtige Erklärung verwerfen — weil sie eben auf dieser eben zugegebenen Annahme beruhe!

Dabei hat Leyden Gull's Erklärung missverstanden; es ist auch gar nicht nothwendig, dass die Degeneration der hintern Rückenmarksstränge sich aus der Atrophie der Wurzeln heraus bilde, sondern, zugegeben, dass die Atrophie der Wurzeln aus einer Meningitis sich entwickele, so ist eine Meningitis auch im Stande, die Stränge direct zur Atrophie zu bringen. —

Wie schon oben erwähnt wurde, erklärt Leyden die Degeneration der hintern Rückenmarksstränge durch eine Fortsetzung der Atrophie von den peripherischen Nerven aus bis zu den Rückenmarkssträngen. Zu den Gründen zählt er erstens die Unerklärbarkeit der Atrophie aus einem entzündlichen oder irritativen Processe im Rückenmarke selbst; zweitens die Schlüsse, die er aus seinem zweiunddreissigsten Krankheitsfalle zu ziehen sich für berechtigt hält; und drittens den Umstand, dass nach seiner Ansicht die Tabes fast immer, wenn nicht ausschliesslich, sich aus einer Erkältung heraus bilde. Ich habe oben nicht nur nachgewiesen, dass es ganz ungerechtfertigt ist, Thatsachen zu verwerfen, weil in ihnen etwas unerklärlich scheint (in solchem Falle wären ja alle Thatsachen zurückzuweisen, da sie zu einer gewissen Zeit alle unerklärlich waren), sondern auch gezeigt, dass das, was Herrn Leyden unerklärlich schien, nicht nur sehr erklärlich, sondern auch physiologisch nothwendig sei. Dass irritative Vorgänge in den Ganglien und Nerven Nutritionsstörungen, die von einer zur

Bindegewebswucherung führenden Hyperämie begleitet sein können, zur Folge haben müssen, daran wird wohl Niemand zwei-
feln. Zahlreiche Sectionsbefunde haben es auch aufs Klarste
dargethan. Der erste Grund der erwähnten Leyden'schen Hypothese
fällt also von selbst weg.

Was den zweiten Grund anbetrifft, so ist er wo möglich
noch haltloser, als der erste; denn 1) ist es ganz unlogisch
und wider jede statistische Methode, wenn man bei zweiund-
dreissig Fällen die übereinstimmenden Resultate von ein-
unddreissig Fällen unberücksichtigt lässt und Schlüsse aus
einem einzigen, von den übrigen abweichenden Falle ziehen
will; und um so mehr, als 2) dieser einzige Fall gar nicht zu
der betreffenden Krankheit gehört. Der zweiunddreissigste Fall
gehört nämlich gar nicht zur Tabes, denn a) betraf er ein
dreijähriges Mädchen, ein Alter, wo die Tabes kein einziges
Mal beobachtet wurde und eine Erschöpfungsneurose auch physiologisch unmöglich vorkommen kann; b) ist dieser Fall eine
reine Motilitätslähmung der untern Extremitäten, bedingt durch
eine Kyphose und Karies der Wirbel. Dass dabei auch eine
Degeneration der hintern und vordern Rückenmarksstränge
als weitere Verbreitung des Erweichungs-Processes von den
kranken Wirbeln aus vorgekommen ist, bietet der Krankheit
noch keine Spur von Analogie mit der Tabes; 3) aber ist es
sogar nicht gestattet, aus diesem Falle, wenn er selbst eine
Tabes wäre, denjenigen Schluss zu ziehen, den Leyden gezogen
hat. Denn daraus, dass in einem Falle eine im Rückenmarke
entstandene Erweichung sich weiter nach den specifischen
Functionen der Stränge verbreitet hat (in den hintern Strängen in centripetaler, in den vordern in centrifugaler Richtung),
ist man noch gar nicht berechtigt, zu schliessen, dass eine
solche Atrophie in den Strängen sich auch in Folge von
Functionsstörungen in den peripherischen Nerven ausbilden muss. —

Was den dritten Leyden'schen Grund anbetrifft, dass nämlich die Degeneration häufig, wenn nicht immer, in Folge von
Erkältungen sich entwickele, so ist auch dieser nicht stichhaltig: 1) weil es gar nicht wahr ist, dass die Erkältungen die
häufigste Veranlassung zur Tabes geben. In 220 Kranken-

geschichten von Tabetischen sind nur 30 Mal Erkältungen als
äthiologische Momente angeführt; 2) ist fast bei allen aus
rheumatischen Ursachen entstandenen Tabesfällen ausdrücklich
erwähnt, dass die Kranken nach Einwirkung des Rheuma heftige Schmerzen in der Rückenmarksgegend gefühlt haben; das
rheumatische Leiden war also bei ihnen schon im Beginne
höchst wahrscheinlich ein Centralleiden (eine Meningitis spinalis etc.). Dabei ist noch zu berücksichtigen, dass bei vielen
dieser Fälle ausser dem Rheuma noch heftige Strapazen als
äthiologische Momente miterwähnt werden. Welches von diesen beiden Momenten zur Entstehung der Tabes mehr beigetragen hat, lässt sich also schwer entscheiden; 3) ist die Erkältung der Sündenbock, auf welchen die meisten Kranken
gewöhnlich ihre Leiden zurückführen, und da es kaum einen
Menschen giebt, der sich nicht einmal im Leben erkältet hätte,
so wird die Werthlosigkeit dieses äthiologischen Moments wohl
einleuchten; am wenigsten aber ist es geeignet, als Grundlage
einer Krankheitstheorie zu dienen.

Während es keinen einzigen stichhaltigen Grund für die
Leyden'sche Theorie giebt, so giebt es doch deren viele gegen
dieselbe. Dass diese Theorie nicht für alle Fälle von Tabes
gültig ist, glaube ich schon zur Genüge bewiesen zu haben;
aber auch für einzelne Fälle ist diese Theorie unzulässig: 1) ist
eine solche von der Peripherie aus nach dem Centrum vorschreitende Atrophie in keinem einzigen Falle direct nachgewiesen — ja es fehlt sogar der Beweis, dass eine solche vorschreitende Atrophie nach einer Functionsstörung in den peripherischen Nerven physiologisch nothwendig sei. Das Sonderbare dabei ist, dass Herr Leyden selbst pag. 34 und 35 ganz
entschieden die Nothwendigkeit einer Atrophie als Folge einer
Unthätigkeit von Nerven in Abrede stellt; das Einzige, was er
zugeben will, ist, dass die Ernährung eines Nerven von dem
Zusammenhange mit dem centralen Ende abhängig sei, und
will er die Atrophie in keinem Falle für solche Fälle zugeben
wo die Nerven mit dem Centralorgan noch in Verbindung stehen. Den Türk'schen Fällen (Atrophie des Rückenmarks nach
Gehirnleiden) gegenüber stellt er die Traube'schen Fälle, bei
welchen sogar nach vollständiger Trennung des Rückenmarks
durch Tumoren keine Atrophie der peripherischen Hälfte ein-

getreten sei. Bei der Auseinandersetzung der Gull'schen Ansicht bestreitet Leyden selbst die Möglichkeit einer Atrophie
der hintern Rückenmarksstränge in Folge von Degeneration
der hintern Wurzeln. Wie aber Leyden auf der einen Seite
eine Ansicht verwerfen kann, die er auf der nächsten zur
Grundlage seiner Krankheitstheorie macht — diesen Widerspruch zu lösen, wollen wir ihm selbst überlassen.

2) Giebt es unzweifelhaft constatirte Fälle von Tabes
(deren Anzahl s. u.), bei denen die genaueste Untersuchung
kein Leiden der Sensibilität nachweisen konnte, bei denen also
keine Affection der peripherischen Nerven vorhanden war. Von
einer Atrophie der Stränge als Folge einer Functionsaufhebung
der peripherischen Nerven kann also bei ihnen nicht die
Rede sein.

3) Die Integrität der peripherischen Nerven und der hinteren Wurzeln ist sogar in einigen Fällen (einmal von Leyden
selbst) bei der Section direct nachgewiesen. Die Integrität der
Wurzeln wird bei der Section sehr häufig constatirt; sollte
etwa die Atrophie auf ihrem Wege von den Nerven zu den
Strängen die Wurzeln überspringen?

Damit stürzt die ganze Leyden'sche Theorie der Tabes
dorsualis als vollkommen grundlos und unrichtig zusammen.
Ich bin bei dieser Theorie etwas länger verweilt, weil die Ansichten Leyden's eine grosse Zahl von Anhängern unter den
Aerzten gewonnen hatten; freilich meistens unter solchen, die
seine Monographie selbst nicht gelesen haben, sondern nur mit
den höchst zuversichtlich klingenden Resultaten bekannt, zu-
frieden sind, eine Alles erklären sollende Theorie zu besitzen.
— Auf welchen Stützen diese Theorie gebaut ist, davon haben
sie freilich keine Ahnung. —

Mit den physiologischen Erklärungen der Symptome der
Tabes ist es bei Herrn Leyden nicht viel besser bestellt, als
mit den pathologischen.

Was die Bewegungsstörungen anbetrifft, so nimmt Leyden
an, ihre Ursache sei darin zu suchen, dass durch das Verlorengehen der Sensibilität, die Patienten die Möglichkeit, ihre Bewegungen zu coordiniren, eingebüsst hätten; indem er von der
Behauptung ausgeht, dass die Coordination der Bewegungen
durch die Haut- und Muskelsensibilität zu Stande komme. Die

Beweise, die er dafür anführt, sind folgende: 1) Die Experimente Bernard's sollen bewiesen haben, dass nach Durchschneidung der hintern Wurzeln, die Thiere die Fähigkeit, ihre Bewegungen zu coordiniren, verlieren; Leyden wiederholte diese Versuche und gelangte, was die hintern Wurzeln anbetrifft, zu denselben Resultaten wie Bernard. Diese Versuche aber beweisen noch nicht im mindesten, dass die Thiere, die Möglichkeit, ihre Bewegungen zu coordiniren, in Folge des Verlustes der Sensibilität eingebüsst haben; denn die hintern Wurzeln sind nicht nur Leiter der Sensibilität, sondern auch Vermittler der Reflexbewegungen. — Der Mangel an Coordination kann also bei ihnen, wenigstens mit eben demselben Rechte auf die aufgehobene Reflexthätigkeit, als auf den Verlust der Sensibilität geschoben werden; das Experiment spricht also ebensoviel für die Ansicht Bernard's, (die sogar von Bernard nicht neu aufgestellt ist, da schon Bell die Coordination der Bewegungen von dem Muskelsinne herleitete) als für die Ansicht Brown-Sequards, und sogar für die Behauptung Todd's, der den hintern Rückenmarkssträngen, unabhängig von der Sensibilität, die Coordination der Bewegungen zuschrieb. Gegen die Bernard'schen Ansichten sprechen aber so viele Thatsachen, dass man mit vollem Rechte die Coordinationsstörung auf Rechnung des Erloschenseins der Reflexthätigkeit schieben muss. Bei Widerlegung des nächsten Grundes von Leyden wird es sich ergeben, dass diese letztere Annahme die richtige ist. 2) Führt Leyden als Beweis seiner Behauptung an, die Sensibilität sei die Ursache der Coordination der Bewegungen, dass bei Tabetischen der Verlust der Sensibilität die Incoordination herbeiführt. Nun stehen aber zwei Umstände fest:

a) dass es Fälle von Tabetischen giebt, bei denen die Sensibilität vollkommen erhalten, und doch die stärkste Ataxie vorhanden ist; freilich setzte sich Leyden über diese Fälle mit der Behauptung, die Sensibilität sei nicht genügend untersucht worden, hinweg, — dazu hat er aber nicht den mindesten Grund, — denn es sind zahlreiche Fälle von Beobachtern angeführt, deren Zuverlässigkeit keinem Zweifel unterliegt, und in denen trotz der sorgfältigsten Untersuchungen keine Spur von Abnahme der Haut- oder Muskelsensibilität zu constatiren war: die Kranken von Friedreich, Remak, Clarke etc.

b) Giebt es eben so sicher constatirte Fälle von Tabes,
bei denen die Sensibilität verschwunden war, die dabei aber
nicht im mindesten atactisch (im wahren Sinne dieses Wortes
s. u.) waren. Die Bernard'schen und noch mehr die Leyden-
schen Betrachtungen, betreffend die Haut- und Muskelsensibilität, werden schon durch den Umstand ganz unzweifelhaft
widerlegt, dass bei der aechten Ataxie, bei der Chorea, doch
eine vollkommen erhaltene Sensibilität vorhanden ist.

Leyden nimmt ausserdem an, dass den Tabetikern in Folge
der Functionsunfähigkeit der hintern Stränge, das Beurtheilen
des nöthigen Maasses der Bewegungen fehle. Auch das ist
vollkommen falsch, denn es unterliegt nach Schiff's und Brown-
Sequard's Experimenten und nach zahlreichen pathologischen
Beobachtungen keinem Zweifel, dass die hintern Rückenmarksstränge nicht allein (wenn überhaupt) bei der Leitung der
Sensibilität betheiligt seien; eine solche Leitung findet auch
durch die graue Substanz statt. Von einem Fehlen der Beur-
theilung der Stärke der Muskelcontraction in Folge der Beein-
trächtigung der hintern Stränge kann also nicht die Rede sein,
und dass die Leitung nicht immer in den Wurzeln unterbrochen
wird, geht daraus hervor, dass dieselben häufig ganz intact
gefunden werden. Die Leyden'sche Behauptung, dass das Bewusstsein der angewandten Kraft mit der Sensibilität nichts zu
thun hat, dass es eine reine Thätigkeit der Seele sei, eine
Wahrnehmung des angewandten Impulses, welcher letzterer
ebenfalls eine Action der Seele sei, ist vollständig irrig.
Der Wille kann erst dann eine grössere Kraft anwenden, wenn
er durch das Bewustsein dazu angeregt wird; - das Bewusstsein bekommt erst seinerseits die Kunde, dass eine grössere
Kraftentwicklung zur Ueberwindung des gegebenen Widerstan-
des nothwendig sei, durch das Muskelgefühl. Wie soll der
Wille eine stärkere Kraftentwicklung anwenden, wenn er die
Widerstände im Voraus nicht kennt? Von der Ueberflüssigkeit
des Muskelgefühls bei Schätzung der angewandten Kraft zu
sprechen, ist also unrichtig, und ist Weber's Ansicht vollständig wahr; ja es ist sogar wahrscheinlich, dass das Bewusstsein
dabei häufig gar nicht betheiligt sei, sondern dass Alles auf
reflectorischem Wege zu Stande komme, und zwar mittelst der
sensiblen Muskelnerven. Freilich ist auch andrerseits wahr,

dass bei mangelndem Muskelgefühl doch noch eine Schätzung
der angewandten Kraft möglich sei, und zwar durch das Bewusstsein des in Folge der angewandten Muskelkraft ausge-
bliebenen Effects. — Dann treten andere Thätigkeiten (wie
Sehen etc.) ein, die das Muskelgefühl ersetzen; so sind die
Eigenbrodt'schen Fälle zu erklären, wo bei herabgesetzter Sensibilität der tiefen Gebilde doch noch eine Schätzung der Muskelkraft möglich war.

3) Führt Leyden einen Versuch an einem einbeinigen
Frosche an, bei welchem nach Ablösung der Haut sich Bewegungsstörungen in den Extremitäten eingestellt haben sollen,
und zieht hieraus den Schluss, dass die Hautsensibilität die
Hauptgrundlage der Coordination der Bewegungen sei. Dieser Schluss ist aber darum ungerechtfertigt, weil die Bewegungsstörungen, die sich nach der Enthäutung einstellen,
keine Spur von Aehnlichkeit mit den Störungen der Coordination darbieten, und ist es überhaupt lächerlich aus einem,
und obendrein noch aus einem so rohen und nichtssagenden
Versuche, die schwierige Frage der Coordination lösen zu
wollen. Ferner steht auch diesem Versuche der Bernard'sche
Versuch entgegen, der bei einem ebenso operirten Frosche gar
keine Bewegungsstörungen beobachtete.

Ich habe zur Lösung dieses Widerspruchs selbst Versuche
mit Ablösung der Haut, Durchschneidungen der hintern Wurzeln etc. angestellt. Ehe ich diese mittheile, will ich voraus-
schicken, dass ich bei Anstellung derselben weit davon entfernt
war, aus diesen Versuchen irgend welche positive Schlüsse auf
die Coordination der Bewegungen machen zu wollen. Diese
Versuche sind zu roh, zu vieldeutig, als dass man berechtigt
wäre, diesen oder jenen Schluss daraus zu ziehen. Ich habe
sie nur zu dem Zwecke angestellt, um mich davon zu überzeugen, in wie weit die Bernard'schen und die Leyden'schen
Angaben richtig seien. Aus dem eben erwähnten Grunde
werde ich mich auch bei Mittheilung der Resultate meiner Versuche so kurz als möglich fassen.

Durchschneidung der hintern Wurzeln bei Fröschen ruft
gleich nach der Operation eine Bewegungslosigkeit der untern
Extremitäten hervor, die Frösche bewegen sich mit den Hin-
terbeinen gar nicht, schleppen sie nach, wenn sie mit den Vor-

derbeinen sich zu bewegen suchen. In diesem Stadium, das
eine viertel bis eine halbe Stunde anhält, kann also von Incoordination der Bewegungen gar nicht die Rede sein, weil
die Frösche überhaupt keine Bewegungen ausführen; ob diese
Bewegungslosigkeit in Folge der Depression nach Eröffnung
der Wirbelsäule oder in Folge des Verlustes des Gefühls in
den Extremitäten (die Frösche verloren das Bewusstsein, Unterextremitäten zu haben), das lässt sich schwer entscheiden.
So viel ist gewiss, dass nach einiger Zeit die Frösche sich fast
in ganz normaler Weise bewegen; sie schwimmen, hüpfen, wie
früher — nur können sie gar nicht (oder nur mit der grössten
Mühe) ihre normale Haltung einnehmen, wenn man sie auf den
Rücken legt. — Bekanntlich machen die Frösche, wenn man
sie an der Schnauze aufhängt und den übrigen Körper ganz frei
lässt, die grössten Anstrengungen, um ihre Schnauze zu befreien, sie zerren mit allen Extremitäten an den befestigten
Punkt; die Bewegungen, die die Frösche dabei ausführen, sind
die complicirtesten, die ich überhaupt diese Thiere ausführen
sah. Frösche mit durchschnittenen hinteren Wurzeln sah ich
diese Bewegungen nie machen. Die einfachen Bewegungen
führen sie aber mit derselben Leichtigkeit wie nicht operirte
Frösche aus; davon konnte ich mich in mehr als hundert auf
diese Weise (zu einem anderen Zwecke s. u.) operirten Fröschen überzeugen. — Wenn also bei diesen Thieren nach Durchschneidung der hinteren Wurzeln überhaupt von einer Beein-
trächtigung der Bewegungen die Rede sein kann — so doch
nur der complicirtesten Bewegungen. — Ob aber diese Beein-
trächtigung auf Rechnung des Verlustes der Muskelsensibilität
oder der Reflexthätigkeit zu schieben sei — das lässt sich aus
diesen Versuchen, wo beide Funktionen verloren gehen, nicht
schliessen. — Andere schon erwähnte und unten noch zu erwähnende Umstände sprechen dafür, dass der Verlust der Reflexthätigkeit an dieser theilweisen Incoordination Schuld sei. —
Was die Ablösung der Haut anbetrifft, so habe ich mich
durch vielfache Versuche überzeugt, dass dieselbe von gar
keinem Einflusse auf die Bewegungen seien. — Die operirten
Frösche hüpfen mit doppelter Schnelligkeit davon — die Stel-
lung der Extremitäten ist ganz wie normal — nur hat die An-
ziehung derselben etwas Krampfhaftes, was durch die fürchter-

liche Schmerzhaftigkeit derselben zu erklären ist. — Ja sogar
beim Aufhängen an der Schnauze führen sie dieselben Bewegungen, wie nichtoperirte Frösche — vielleicht noch mit grösserer
Heftigkeit — aus. Um den Einwand, dass bei enthäuteten
Fröschen bei unmittelbarer Berührung der Muskeln mit dem Boden — die Muskelsensibilität die Sensibilität der Haut ersetzt,
zu begegnen, habe ich, nachdem ich den Fröschen die Haut
abgelöst hatte, ihnen die Haut wieder auf die Extremitäten
aufgezogen, und die Frösche so in die Lage von Tabetikern
mit Verlust der Haut — und Erhaltung der Muskelsensibilität
versetzt; die Bewegungen waren wie bei einfach Enthäuteten.
— Zerstörung der Hautsensibilität mit Kali causticum ist zwar
auch ein heftiger Eingriff — jedenfalls aber milder als Ablösung der Haut, und daher für diese Versuche brauchbarer. Ich
habe mich auch dieses Mittels zur Zerstörung der Hautsensibilität bedient und habe auch an so operirten Fröschen keine
Bewegungsstörungen wahrgenommen. — Damit will ich gar
nicht sagen, dass die Hautsensibilität bei Ausführungen von
Bewegungen ganz überflüssig ist — ich erkenne im Gegentheil die wichtige Rolle der Hautsensibilität besonders in den
Fingerspitzen bei Ausführung sehr feiner Bewegungen (hauptsächlich ungewohnter) vollkommen an. — Ich wollte damit nur
zeigen, dass bei den gewöhnlichen Bewegungen die Hautsensibilität — (freilich nur insofern, als man aus diesen rohen
Versuchen überhaupt Schlüsse zu ziehen berechtigt ist) — keine
Rolle spielt, und dass die Behauptung Leydens, er habe nach
Ablösung der Haut Bewegungsstörungen beobachtet, ganz irrthümlich sei. — Um vergleichende Beobachtungen über die
Unterschiede in den Bewegungen bei nach verschiedenen Methoden operirten Fröschen zu machen, habe ich gleichzeitig
und nebeneinander sieben Frösche an den Schnauzen aufge-
hängt, von denen bei dem einen die hinteren Wurzeln bei-
derseits, bei dem andern einerseits durchschnitten waren; dem
dritten wurde die Haut auf beiden, dem vierten auf einer Extremität abgelöst; dem fünften wurde die Hautsensibilität durch
Kali causticum zerstört und dem sechsten nach Ablösung der
Haut, dieselbe wieder auf die Extremität aufgezogen, der siebente war nicht operirt. — Ausser den beiden ersten, die ganz
ruhig hingen, machten alle Frösche fast dieselben Bewegungen,

um sich loszureissen — nur mit dem Unterschiede, dass der nichtoperirte seine Bemühungen so lange fortsetzte, bis er sich losriss, während die operirten Frösche nach den ersten Befreiungsversuchen ganz ruhig blieben. — Brachte ich sie alle in's Wasser, so schwammen sie herum, mit Ausnahme des sechsten Frosches, den seine Beinkleider zu geniren schienen.

Wie aus den mitgetheilten Versuchen ersichtlich, hat die Ablösung der Haut bei einem Frosche gar keinen Einfluss auf die Coordination der Bewegungen, und ist nur zu verwundern, wie Herr Leyden auf den Gedanken kam, durch einen einzigen Versuch an einem Frosche, der dabei auch nur ein Bein hatte, die höchst verwickelte Frage über die Coordination der Bewegungen lösen zu wollen. —

Ausser den schon angeführten Gründen ist noch ein Umstand vorhanden, der gegen das Zustandekommen der Coordination durch die Sensibilität spricht; nämlich der Umstand, dass enthäuptete Frösche noch vollkommen im Stande sind, coordinirte Bewegungen auszuführen. — Die Flourens'schen Versuche lehren ausserdem, dass bei Tauben und Hühnern nach Abtragung der Hemisphären jede Spur von Empfindung verschwindet und doch sind sie im Stande coordinirte Bewegungen auszuführen. — Bei einem Huhn trug Flourens die Grosshemisphären ab; das Thier machte keine willkürlichen Bewegungen, sah nichts, hörte nichts und fühlte nichts; wurde es aber gestossen, so machte es einige Schritte; wurde es in die Luft geschmissen, so flog es; wenn man ihm Wasser in die Mundhöhle goss, schluckte es dasselbe hinunter. Nachdem es einige Tage hungerte — ass es nur, wenn ihm die Speisen tief in den Pharynx hineingeschoben wurden. „Enfin quand cette poule rencontre un obstacle sur ses pas, elle le heurte, et ce choc l'arrête et l'ébranle, jamais elle ne palpe, ne tâtonne, et n' hesite dans sa marche," sagt Flourens. (Recherches experim. sur le système nerveux. 2. édit. 1842. p. 91.) — Man sieht also, dass die Sensibilität für das Zustandekommen von coordinirten Bewegungen nicht nothwendig sei. — Freilich kann man gegen die Versuche mit decapitirten Fröschen und grosshirnlosen Tauben und Hühnern einwenden, dass möglicherweise auch das Rückenmark im Stande sei, sensible Eindrücke zu empfangen. — Sonderbar ist es aber jedenfalls, dass, wenn die Coor-

dination von der Sensibilität abhängig wäre, doch nicht die
leichtesten Coordinationsstörungen eintreten, nachdem die
Thiere ihr Hauptsensorium verloren haben. — Ebenso wie
den Anhängern der Flourens'schen Hypothese die Thatsache
mit den decapitirten Fröschen entgangen ist — entging auch
Leyden diese und die Flourens'schen Thatsachen.

Die grosse Zahl von anästhetischen Kranken, die keine
Spur von Coordinationsstörungen darbieten, — zusammen mit
der Anzahl von echten Ataxien, bei denen die Sensibilität vollkommen erhalten ist, widerlegen am schlagendsten die über
das Zustandekommen der Coordination durch die Sensibilität
aufgestellten Hypothesen. — Eben diese Fälle sprechen zusammen mit den nach Durchschneidungen der hinteren Wurzeln eintretenden Bewegungsstörungen und anderen gleich zu
erwähnenden Thatsachen dafür, dass die Coordination der Bewegungen durch einen Reflexvorgang, von den sensiblen Muskelnerven aus, im Rückenmarke stattfinde. — Ehe ich zur Anführung weiterer Belege für diese Behauptung übergehe, muss
ich den Vorgang der Coordination etwas näher zergliedern. —
Man hat nämlich unter Incoordination der Bewegungen zwei
ganz verschiedene und nur dem äussern Effecte nach gleich
erscheinende Vorgänge zusammengeworfen: erstens den Mangel
an nothwendiger Uebereinstimmung unter den verschiedenen
Muskeln, die zusammenwirken müssen, um eine gewisse Bewegung hervorzurufen, zweitens die in Folge unregelmässiger
Innervation der verschiedenen Muskeln eintretenden Ausschrei-
tungen im Maasse der Muskelcontractionen. Diese zwei Vorgänge sind streng von einander zu sondern. Zum Zustandekommen einer zweckmässigen Bewegung ist nämlich zweierlei
nothwendig: erstens dass gleichzeitig eine gewisse Gruppe
von Muskeln innervirt wird und zweitens, dass diese Innervation in gewissen Grenzen bleibe, d. h. dass der eine Muskel
stärker, der andere schwächer innervirt, wird je nachdem dieser
oder jener die Hauptrolle bei der beabsichtigten Bewegung spielt.
Der Unterschied zwischen dem ersten und zweiten Vorgange
ist der, dass der eine darüber entscheidet, welcher Muskel
bei einer gegebenen Bewegung in Contraction versetzt werden
soll, der andere wie stark jeder dieser Muskeln sich contrahiren
muss; z. B. wenn Jemand eine Last so aufhebt, dass vor-

zugsweise der Biceps dabei thätig ist, dann muss auch der
Triceps innervirt werden, weil sonst die Bewegung schleudernd
wird; die Einwärts- und Auswärtsroller des Armes müssen sich
ins Gleichgewicht setzen, damit der Arm nicht umschnappe.
Die gleichzeitige Innervation dieser Muskeln ist eben die Coordination der Bewegungen. — Das Zustandekommen der Innervation allein ist aber noch nicht ausreichend, um diese Bewegung zweckmässig zu machen: dazu ist noch erforderlich, dass
diese Innervation in einer für jeden Muskel bestimmten Stärke
geschehe; dass also der Biceps stärker innervirt wird als der
Triceps, die Einwärts- und Auswärtsroller gleichstark innervirt
werden — sonst könnte eine der beabsichtigten entgegengesetzte
Bewegung eintreten; die Bewegung würde krampfhaft, zwecklos,
herumschleudernd werden und der oberflächliche Beobachter
könnte verleitet werden, diese Bewegungen für Coordinationsstörungen zu halten; wie es, beiläufig gesagt, bei der Tabes
von allen Beobachtern mit Ausnahme des Dr. Moritz Benedikt
täglich geschieht.

Als Incoordination oder Ataxie darf man also nur jene Bewegungsstörungen bezeichnen, die auf die unnöthige Innervation
der Antagonisten, oder auf die ausgefallene Innervation einiger
zum Zustandekommen der Bewegung nothwendiger Muskeln
beruhen. — Diejenigen Bewegungsstörungen, die von einer
Disproportion in der Innervationsstärke herrühren, sind streng
von der Ataxie zu scheiden. Beide Vorgänge unter dem Namen Ataxie zusammenzufassen, wie es Herr Benedikt thut, ist
ausserdem, dass es der wahren Bedeutung des Wortes „Ataxie"*)
wegen unstatthaft ist, auch in der Praxis schädlich, indem es
bei weniger gründlichen Beobachtern eine Verwirrung in der
Auffassung dieser beiden Vorgänge hervorzurufen im Stande
ist. Um eine Idee von der Verwirrung zu geben, wird es genügend sein, darauf aufmerksam zu machen, dass von 200
Krankheitsfällen, die in der Literatur der Tabes als Ataxien
aufgeführt werden, nur 82 wahre Ataxien im obenerwähnten
Sinne dieses Wortes waren — alle übrigen sogenannten Ataxien

---

*) Das Wort Ataxie, von α und τάξις rührt noch von Hippokrates her
und bedeutet eigentlich nur Unordnung. Es wurde von Sydenham, Selle,
Dinel etc. in verschiedenem Sinne gebraucht. Seit Andral versteht man dar-
unter nur die Incoordination der Bewegungen.

nur Bewegungsstörungen der zweiten Art — d. h. Innervationsstörungen (nach der Beschreibung) zu sein schienen.

Die gleichzeitige Innervation von bestimmten Muskelgruppen kommt auf reflectorischem Wege zu Stande; die Reflexe werden ausgelöst von den sensiblen Muskelnerven, vielleicht auch von den sensiblen Partien anderer Gebilde: der
Haut, Knochen, Gelenke etc. Ausser den schon oben angeführten Gründen für den reflectorischen Ursprung der Coordination sprechen dafür noch folgende Umstände: 1) dass wir
beim Gehen in die tiefsten Gedanken versunken sein können
und dabei doch ganz coordinirte, regelmässige Bewegungen
mit dem ganzen Körper ausführen; stossen wir beim Gehen
auf ein Hinderniss, so beseitigen oder umgehen wir es, ohne
dass wir von diesen Bewegungen eine Ahnung hätten. 2) Bewegungen, die wir im Schlafe auf äussere Veranlassung ausführen, sind vollkommen coordinirt; ja sogar so complicirte
Bewegungen, wie das Sprechen, führen wir oft im Schlafe ganz
deutlich aus. 3) Kann man sich bei einigen Kranken, bei
denen diese Reflexthätigkeit abnorm ist, direct davon überzeugen, dass von den Muskeln aus auf reflectorischem Wege
Contractionen der Antagonisten hervorgerufen werden können.
So z. B. kann man sich davon, wie Benedikt nachgewiesen
hat, bei Tabetischen mit Hautanästhesie und mangelndem Muskel-
bewusstsein, die zugleich auch atactisch sind, leicht überzeugen.
Wenn man an solchen Kranken passive Bewegungen vornimmt,
so gerathen die antagonistischen Muskeln in starke Contraction
und geben somit einen Widerstand gegen die passiven Bewegungen ab, ohne dass Patient davon eine Ahnung hat. Eine
Zerrung der Haut hat keine solche Folgen.

Die Frage nach der Stelle, wo sich diese reflexvermitteln-
den Fasern befinden, ist nur in so weit jetzt zu beantworten
möglich, dass man mit Gewissheit sagen kann, sie befinde sich
im Rückenmarke selbst, und zwar sind es wahrscheinlich die
Fasern, welche von den Ganglien der hinteren Rückenmarkspartie quer durch die graue Substanz zu den motorischen
Ganglien verlaufen.

Die Ganglien der grauen Substanz sind also die eigentlichen Vermittler der Coordination. —

Nachdem wir so die Behauptung Leydens, die Coordination

2*

der Bewegungen werde durch die Haut- und Muskelsensibilität bewerkstelligt, widerlegt haben — wird auch die von
Leyden geleugnete und von Eisenmann für räthselhaft erklärte
Integrität der Sensibilität bei Atactischen und Coordinirt-
heit der Bewegungen bei Anästhetischen vollkommen deutlich
erklärt. — Wir können uns nämlich nur zwei Möglichkeiten
für den Verlauf der reflexerregenden und der sensiblen Fasern
denken. 1) Es verlaufen von der Peripherie aus zum Rückenmarke
zwei Arten von Fasern, von denen die eine die Reflexerregung,
die andere die Sensibilität leitet — in diesem Falle ist es
einleuchtend, wie eine dieser Functionen leiden kann, während
die andere vollständig intact geblieben ist, oder 2) dieselben
Fasern, welche die Sensibilität leiten, thun es auch für die
Reflexerregungen; das kann begreiflicherweise nur so zu Stande
kommen, dass diese Nerven, nachdem sie in das Rückenmark
eingetreten sind, dort in Ganglien enden, und von diesen
Ganglien Nervenfäden ausgehen, welche A) quer zu den motorischen Ganglien verlaufen — reflexvermittelnde Fasern, —
und B) solche, welche longitudinal aufsteigen — die sensiblen
Eindrücke zum Bewusstsein leitenden. Auch in diesem wahrscheinlicheren und auch von der Anatomie bestätigten Falle
ist es leicht einzusehen, wie das eine Mal die Wurzeln leiden
werden und dann beide Functionen vernichtet werden müssen
— in dem andern Falle die Wurzeln erhalten sind und dann
a) die aufsteigenden Fasern entartet sind bei Integrität der
querverlaufenden, — also Anästhesie bei erhaltener Coordination der Bewegungen, oder b) die querverlaufenden Fasern
sind degenerirt — und die aufsteigenden erhalten, dann Ataxie bei
bestehender Sensibilität, oder c) die queren und die aufsteigenden Fasern sind entartet — dann Ataxie und Anästhesie. Wenn
die hintern Rückenmarksstränge entartet sind bei erhaltenen
querverlaufenden Fasern, so kann nicht nur die Ataxie, sondern auch die Anästhesie fehlen, indem die ganze graue Substanz die Leitung der Empfindungen allein übernimmt. — Man
sieht also, dass Leyden nicht einmal gezwungen war, die Integrität der hintern Wurzeln und das Vorkommen der intacten
Sensibilität bei der Tabes zu leugnen.

Was nun die Innervationsstörungen bei den Tabetischen

betrifft, so lässt sich darüber viel Bestimmteres sagen, als über die Incoordination der Bewegungen bei denselben.

Gestützt auf die Versuche von Harless über den Einfluss der hinteren Wurzeln auf die Erregbarkeit der Muskeln resp. deren motorischen Nerven, hat Benedikt die Innervationsstörungen bei den Tabetischen durch das Verlorengehen dieser Innervation durch Degeneration der hinteren Wurzeln erklären wollen. — Harless hat nämlich behauptet, dass durch die hinteren Wurzeln in centrifugaler Richtung eine fortwährende Erhöhung der Muskelerregbarkeit stattfinde. — Er schloss dies aus folgenden Versuchen: er legte die hinteren Wurzeln blos und mass dann mit seinem Rheostat die kleinste Reizbarkeit eines gemischten Nerven, des Ischiadicus. Dann durchschnitt er die hintern Wurzeln und fand dann bei nochmaliger Prüfung, dass die Reizbarkeit des Ischiadicus gesunken war. Die künstliche Reizung des peripherischen Endes der hinteren Wurzeln erhöhte wieder die Reizbarkeit des gemischten Nerven. — Benedikt hat aus diesen Thatsachen, wie schon erwähnt, die Innervationsstörungen bei den Tabetischen erklären wollen. In der That kann man sich kaum eine bessere Erklärung dieser Störungen wünschen. Von Herrn Benedikt auf die Harless'schen Versuche aufmerksam gemacht, las ich dieselben in den Originalmittheilungen von Harless genauer nach. Und da stellte es sich leider heraus, dass die Harless'schen Versuche so fehlerhaft und unrichtig angestellt worden sind, dass alle aus ihnen gezogenen Schlüsse als unbewiesen von vorne herein verworfen werden mussten. — Wie schon erwähnt, mass Harless die Erregbarkeit eines gemischten Nerven bei intacten und bei durchschnittenen hinteren Wurzeln — nun ist einleuchtend, dass, wenn eine fortwährende Erhöhung der Erregbarkeit in centrifugaler Richtung stattfinde, er nach Durchschneidung der hinteren Wurzeln doch kein Sinken der Erregbarkeit beobachten konnte, da er ja beim Prüfen der Reizbarkeit an gemischten Nerven durch Schliessung einer constanten Kette schon gleichzeitig die sensiblen Fasern mitreizte, also gewissermassen die normale Erhöhung der Erregbarkeit, auf dem Wege der hintern Wurzeln, dadurch ersetzte. Nun reizte er dann wieder mit Kochsalz das peripherische Ende der hintern Wurzeln, er reizte also die sensiblen Nerven gleich-

zeitig an einer obern und an einer untern Stelle und will dann
eine Erhöhung der Erregbarkeit bemerkt haben. — Der gröbste
Fehler seiner Versuche war also der, dass er die Reizbarkeit
an einem gemischten Nerven prüfte — im ersten Falle ersetzte
er bei der Prüfung der Reizbarkeit dadurch schon den suppo-
nirten Einfluss der sensiblen Wurzeln; im zweiten Falle reizte
er einen sich schon im Electrotonus befindlichen Nerven. —
In Folge dieser Fehler sind also seine Versuche und die daraus
gewonnenen Resultate vollkommen werthlos. — Ausserdem
sind die Schwankungen, die er beobachtet hat, sehr unbedeutend und dabei noch an seinem Rheostaten gemessen
worden, dessen Fehlerquellen und Unbrauchbarkeit zur Messung der Stromstärke Du Bois-Reymond nachgewiesen hat
(Beschreibung einiger Vorrichtungen etc. von Du Bois-Reymond.
Berlin 1863). Ich habe seine Versuche wiederholt und wie zu
erwarten war, ohne Erfolg. Die Schwankungen der Reizbarkeit, die Harless beobachtet hat, waren also wirklich nur Fehler
seines Rheostaten.

Durch die Unbrauchbarkeit der Harless'schen Angaben sind
die Erklärungen der Innervationsstörungen bei den Tabetischen
von selbst weggefallen. Diese Erklärungen waren aber so zutreffend, dass ich der Versuchung nicht widerstehen konnte,
den Einfluss der hintern Wurzeln auf die Erregbarkeit der
motorischen Nerven oder der Muskeln mit besseren Methoden
zu untersuchen. Ich stellte daher im physiologischen Institut
zu Leipzig bei Prof. Ludwig eine Reihe von Versuchen zur
Ermittlung dieses Einflusses an, und zwar so, dass ich direct
die Reizbarkeit der vordern Wurzeln bei intacten und dann
bei durchschnittenen hinteren Wurzeln mass. — Diese Versuche sind schon anderswo*) mitgetheilt worden; hier will
ich nur diejenigen Ergebnisse derselben anführen, die in di-
recter Beziehung zu der uns hier interessirenden Frage stehen.
— Jede Durchschneidung der hinteren Wurzeln bringt,
wie ich gefunden habe, ein bedeutendes Sinken der Erregbarkeit der vorderen Wurzeln herbei; dieses Sinken
ist constant und kann noch lange nach der Durchschneidung
der hintern Wurzeln beobachtet werden. Directe Reizungen
des peripherischen oder des centralen Stumpfes der hinteren
Wurzeln zur Ermittelung, ob der Einfluss der hintern Wurzeln

*) S. Sitzungsbericht der K. Sächs. Ak. d. Wissensch. vom 27. Nov. 1865.

in centripetaler oder centrifugaler Richtung stattfinde, blieben
bis jetzt ohne constante Resultate. Ich versuchte diese letzte
Frage auf indirektem Wege zu entscheiden, und zwar so, dass
ich bei den einen Fröschen die hinteren Wurzeln intact liess
und dann die Reizbarkeit der motorischen Wurzeln bei fortwährend er Abtragung von verschiedenen Hirn- und Rückenmarkspartien prüfte; bei anderen Fröschen nahm ich dieselbe
Prüfung vor, nachdem ich vorher die hinteren Wurzeln durchschnitten hatte. Diese Versuche ergaben das Resultat, dass
bei Fröschen mit intacten hinteren Wurzeln die Reizbarkeit nach Abtragung verschiedener Hirn- und
Rückenmarkspartien fortwährend sank, um dann
(wenn die Abtragungen eine gewisse Grenze nicht überschrit-
ten hatten) bei Durchschneidung der hinteren Wurzeln
noch einmal zu sinken. — Bei Fröschen aber, deren
ich die hinteren Wurzeln zu Anfang des Versuchs
durchschnitt, sank die Erregbarkeit gleich nach dieser Durchschneidung, um dann bei Abtragungen des
Hirns und Rückenmarks mit unbedeutenden Schwankungen constant zu bleiben. — Diese Versuche sprechen
also dafür, dass auf dem Wege der hinteren Wurzeln eine Erhöhung der Erregbarkeit der motorischen Nerven in centrifugaler Richtung stattfinde. — Es fehlt uns aber jedes Verständniss, wie eine solche Einwirkung zu Stande kommen und
woher sie ihren Ursprung nehmen kann; ich wage daher aus
diesen indirecten Beweisen noch keine bestimmten Schlüsse zu
ziehen. Viel begreiflicher und wahrscheinlicher ist, dass dieser Einfluss in centripetaler Richtung stattfinde; man muss
sich nämlich denken, dass die äussern Einflüsse auf die sensiblen Nervenfasern reflectorisch eine fortwährende Erregung
der motorischen Nerven erhalten, dass so ein Reflextonus dieser Nerven oder der Muskeln vorhanden sei. — Die Brondgeest-
schen Versuche, bei denen nach Durchschneidung der sensiblen
Wurzeln der Tonus der Muskeln schwindet, sprechen ebensoviel für einen centripetalen als für einen centrifugalen Einfluss.
Jedenfalls konnte diese Frage bis jetzt von mir nicht entschieden werden, und bin ich mit den Versuchen darüber
noch nicht zum Abschlusse gelangt. Für die Lehre von der
Tabes ist diese Frage auch von untergeordneter Bedeutung.

Fragen wir nun, was aus der Thatsache, dass auf dem
Wege der hintern Wurzeln eine fortwährende Erhöhung der
Erregbarkeit der vordern Wurzeln stattfinde, sich für die Erklärung der Innervationsstörungen bei der Tabes gewinnen
lässt, so können wir Folgendes mit Gewissheit behaupten:
Das Wegfallen dieser fortwährenden Erhöhung muss nothwendig bei den Tabetischen eine verminderte Erregbarkeit der motorischen Nerven (oder der Muskeln selbst) hervorrufen; diese
verminderte Erregbarkeit kann sich dadurch äussern, dass die
Kranken ihre Bewegungen schwächer ausführen werden, oder
dass sie zum Erzielen einer normal starken Bewegung eine
viel grössere Innervation nothwendig anwenden werden. — Die
Bewegungen bei den Tabetischen entsprechen auch vollständig
dieser Voraussetzung. Die Muskeln sprechen bei ihnen schwer
an und sind dann excessiv in ihren Contractionen. Da der
Kranke nämlich Impulse von unbekannter Stärke anwenden
muss, so überschreiten diese leicht das nothwendige Maass.
Das Schleudernde in den Bewegungen hängt wahrscheinlich
auch davon ab, dass bei jeder Bewegung einige Muskeln zu
schwach erregt werden, so dass ihre Antagonisten nicht ge-
hemmt werden und daher sich excessiv contrahiren. Die
krampfhaften und schleudernden Bewegungen lassen sich auch
folgendermassen erklären: Wenn nämlich im normalen Zustande
auf dem Wege der hinteren Wurzeln eine fortwährende Erhöhung der Erregbarkeit der vorderen Wurzeln stattfindet, so
ist es einleuchtend, dass wenn die hinteren Wurzeln in Folge
krankhafter Vorgänge reizbarer geworden sind, sie auch die
Erregbarkeit der motorischen Wurzeln stärker als normal er-
höhen werden; ja es ist sogar denkbar, dass die Reizungszustände von den hinteren Strängen auf die motorischen Nerven
übertragen werden. Dass es uns durch künstliche (mechanische und chemische*) Reizung der durchschnittenen hinteren
Wurzeln nicht gelungen ist, eine Erhöhung der Erregbarkeit

---

*) Ich habe auch electrische Reizungen versucht; das Operiren mit zwei
Strömen (einen zur Reizung, den andern zur Prüfung der Reizbarkeit) auf
einen so beschränkten Raum, wie die untere Rückenmarkspartie eines Frosches,
führt aber leicht zu electrischen Erscheinungen, die zu den grössten Täu-
schungen Veranlassung geben können. Ich habe deswegen später mich nur
auf chemische und mechanische Reize beschränken müssen.

der vorderen hervorzurufen, schliesst selbstverständlich die
Möglichkeit nicht aus, dass eine Verstärkung der normalen
Reize eine solche Erhöhung hervorbringen könne.

Man beobachtet auch an den Tabetischen, dass ihre Bewegungen, besonders im Beginne der Krankheit, in dem Rei-
zungsstadium, heftig und schleudernd sind, während später, wo
in Folge der Degeneration sich schon Functionsunfähigkeit
entwickelt hatte, die Bewegungen schwächer, ja sogar pare-
tisch werden.

Ich muss hier noch auf einen Umstand aufmerksam machen,
der leicht zu irrthümlichen Schlüssen führen kann und auch
mehrfach geführt hat. Todd hat zuerst angegeben, dass die
Tabetischen, welche die Möglichkeit verloren haben, ihre Bewegungen auszuführen, dabei doch ihre Muskelkraft vollkommen erhalten haben. Duchenne hat dieses Symptom besonders
hervorgehoben und als das am meisten Charakteristische der
Tabes nomine Ataxie hingestellt. Er behauptete, dass dieses
Symptom bei allen Tabetischen vorhanden sei, und dass die
Muskelkraft bei ihnen bis zu Ende der Krankheit nicht ab-
nehme. Das ist aber augenscheinlich nicht wahr, und mit
Recht von Trousseau bestritten worden. — Duchenne und
Andere haben sich wahrscheinlich dadurch täuschen lassen, dass
sie bei Tabetischen bei Messung der Kraft die Excessivität,
das Krampfhafte in den Bewegungen, für einen Ueberschuss an
motorischer Kraft nahmen. — In der Wirklichkeit ist fast bei
allen Tabetischen eine Abnahme der motorischen Kraft vorhanden. Fast in allen Krankengeschichten wird die auffallende
leichte Ermüdbarkeit der Tabetischen erwähnt. Diese Ermüdbarkeit weist nothwendig auf eine Abnahme der motorischen
Leistungsfähigkeit hin. Theilweise hängt sie wahrscheinlich
mit den Innervationsstörungen der Kranken zusammen. Da
die Kranken viel stärkere Innervationen gebrauchen müssen,
um gewöhnliche Bewegungen hervorzurufen, so wird bei ihnen
leicht eine Erschöpfung der Innervationsthätigkeit eintreten
müssen. Die Excessivität in den Bewegungen wird auch ihrerseits beitragen zur direkten Erschöpfung der Muskeln selbst.
Dass aber bei den Tabetischen sehr häufig eine Abnahme der
motorischen Kraft vorhanden ist, davon kann man sich leicht
nach einer von Remak angegebenen Methode überzeugen. Man

lässt nämlich den Kranken frei ohne Stütze einen Schèmel besteigen, und wird sich überzeugen, dass er diese einfache Bewegung, zu der aber eine kräftige Anstrengung nothwendig ist, nur mit der grössten Schwierigkeit oder gar nicht auszuführen im Stande ist. Nach jeder Behandlung mit dem const. Strom kann man sich davon überzeugen, dass (wenn die Behandlung überhaupt noch erfolgreich sein kann) dieses Besteigen eines Schemels erleichtert wird. Ich habe mich theils bei Remak selbst, theils anderswo unzählige Male von der Richtigkeit dieser Remak'schen Angabe überzeugt.

Ich will mich jetzt zur Duchenne'schen Theorie der Tabes wenden.

Als Duchenne im guten Glauben war, in der Ataxie eine neue Krankheit entdeckt zu haben, stellte er die Behauptung auf, dieselbe habe ihren Sitz im Cerebellum oder in der Protaberanz des Grosshirns (wie ihm Brown-Séquard mitgetheilt habe — dem Sitze des Coordinationsorgans). Dieselbe Angabe findet sich auch in der Ausgabe seines Werkes „L'électrisation localisée" von 1861. Aus absichtlicher oder wirklicher Unwissenheit erwähnt Duchenne fast gar nicht der bei der Tabes häufig und grösstentheils von seinen Landsleuten constatirten Degeneration der hintern Stränge. — Zum Schlusse nur erwähnt er den von Romberg mitgetheilten Fall, setzt aber hinzu, dass Romberg selbst nicht recht wusste, was das für eine Krankheit war, dass diese Krankengeschichte voll Verwirrung sei, woraus er den Schluss zieht, dass er doch der Entdecker der Ataxie und dass die Ataxie eine von der deutschen Tabes dorsualis verschiedene Krankheit sei.

Die Duchenne'sche Lehre von der Ataxie locomotrice progressive ist also von doppeltem Standpunkte zu beurtheilen: 1) Ist die Tabes mit dieser Ataxie identisch? und ob man dann berechtigt ist, die Tabes als Ataxie zu bezeichnen, und 2) wenn die Tabes wirklich eine Ataxie ist, ob ihr Sitz im Kleinhirn zu suchen ist.

Dass die Duchenne'sche Ataxie locomotrice progressive mit der Tabes dorsualis identisch ist, das ist schon zur Genüge festgestellt worden und daran zweifelt Niemand — wahrscheinlich auch nicht Duchenne selbst. Sogar Eisenmann, der die Duchenne'sche Lehre von der Ataxie locomotrice progressive

fast in toto acceptirt und der die Duchenne'schen Verdienste
um die Tabes höher anschlägt als Duchenne selbst, giebt die
Identität dieser beiden Krankheiten vollkommen zu. Es befindet sich auch unter allen Duchenne'schen Krankengeschichten
keine einzige, die nicht vollständig dem Bilde der Tabes ent-
sprochen hätte.

Nach Allem, was wir oben bewiesen haben, kann es keinem Zweifel unterliegen, dass die Tabes nicht nur nicht als
eine Ataxie aufgefasst werden kann, sondern dass es auch ungerechtfertigt ist, sie zu den Ataxiearten zu zählen.

Ich wiederhole es noch einmal, die Ataxie ist bei der Tabes nur ein untergeordnetes und seltenes Symptom. In fast
allen Krankengeschichten, welche zur Obduction kamen und
bei denen während des Lebens eine echte Ataxie vorhanden
war, fand sich die Degeneration auf die Seitenstränge und sogar Vorderstränge verbreitet, z. B. in einigen Fällen die Cru-
veillhier anführt: bei ihnen war wirklich eine an Chorea er-
innernde Ataxie vorhanden. Diejenigen Bewegungsstörungen
aber, die gewöhnlich als Ataxie angeführt werden, sind, wie
ich eben dargethan habe, keine Coordinationsstörungen — also
keine Ataxie — sondern nur Innervationsstörungen.

Mit dieser Verneinung der ersten Frage fällt für uns auch
die Nothwendigkeit weg, noch die zweite Frage zu erörtern,
und das um so mehr, als Duchenne selbst, eines Bessern be-
lehrt, sich unlängst gegen den Sitz der Ataxie im Cerebellum
ausgesprochen hat. Ich werde aber auf die Frage über den
Sitz des Coordinationsorgans im Cerebellum später noch zurückkommen müssen, nämlich bei der Besprechung der Eisenmann'schen Theorie der Tabes, die eben auf der Annahme dieses Sitzes beruht.

Duchenne stellte unlängst Unterscheidungsmerkmale zwischen der Tabes und den Kleinhirnaffectionen auf. Dieser
Unterschied soll darin bestehen, dass der an einer Kleinhirn-
affection Leidende den Gang eines Betrunkenen habe, während
die Tabetischen die Beine in die Höhe schmeissen und den
Seiltänzern gleichen. — Dieser Unterschied ist, wie man sieht,
zu undeutlich beschrieben, als dass er von Nutzen für die
Differentialdiagnose dieser beiden Krankheitszustände sein
könnte. Er beweist aber, dass Duchenne selbst eingesehen

habe, dass seine sogenannten Atactischen doch etwas anderes
als wirklich atactisch sind. Die Bewegungen eines Seiltänzers,
die er beschreibt, sind nämlich nichts anderes, als die oben
von mir beschriebenen Innervationsstörungen, nur hat Duchenne
den Unterschied zwischen diesen Bewegungsstörungen und der
Ataxie nicht erkannt. — Wenn es also überhaupt nothwendig
ist, eine Differentialdiagnose zwischen der Tabes und den
Kleinhirnaffectionen zu stellen, so wird diese durch folgende
zwei Umstände am schärfsten gegeben. (Ich spreche selbstverständlich nur von den Bewegungsstörungen bei diesen beiden Affectionen, denn sonst haben diese Krankheiten Nichts,
was zu Verwechslungen Veranlassung geben könnte.)

1) Wie ich unten etwas ausführlicher auseinandersetzen
werde, hängen die Bewegungsstörungen bei den an Kleinhirnaffectionen laborirenden Patienten hauptsächlich von dem Schwindel, den diese Affectionen hervorbringen, ab. Diese Bewegungsstörungen äussern sich also wie bei Vertiginösen: die Patienten
können nicht sicher auf dem Boden stehen, nicht weil etwa ihre
Muskeln nicht im Stande sind, die dazu nothwendigen Bewegungen zu coordiniren, sondern weil die Kranken das Gefühl
haben, als schwanke und drehe sich der Boden unter ihren
Füssen, sie fallen also um, weil sie keine Stütze für ihre
Beine zu finden glauben und nicht etwa darum, weil
ihre Beine nicht im Stande sind sie zu stützen. Die
Frage, wie dieses sonderbare Gefühl des Drehens des Bodens
zu Stande komme, ist selbstverständlich schwer zu entscheiden,
deren Entscheidung gehört auch gar nicht hierher. — Ausser
den übrigen Eigenthümlichkeiten können die Bewegungstörungen
leicht dadurch unterschieden werden, dass der Atactische, sobald
er gestützt wird oder sich hinlegt, vollkommen frei von aller
Furcht hinzustürzen ist, während dem Vertiginösen auch dann
noch „Alles sich um ihn zu bewegen scheint," wenn er ruhig liegt.

2) Die Reaction der Bewegungen gegen Licht ist bei an
Kleinhirnleidenden und Tabetischen verschieden. Man hat
nämlich bis jetzt die Steigerung der Bewegungsstörungen der
Atactischen, der Vertiginösen und Berauschten bei Schliessung
der Augen für vollkommen identisch gehalten. In der That aber
verhält es sich ganz anders. Bei Tabetischen ist es der Mangel an Licht, der sein Hinstürzen bei diesem Acte herbei-

führt: im Dunkeln stürzt der Tabetische ebenso leicht, auch
wenn er die Angen offen hält. Der Berauschte stürzt aber
durch den Act des Augenschliessens selbst hin. Er
kann im dunkeln Zimmer lange Zeit ohne einen Schwindel zu
erleiden sich befinden; der Schwindel (verbunden mit Neigung
zum Brechen) tritt erst dann auf, wenn er die Augen schliesst.
Bei ihm ist es also nicht der Mangel an Licht, sondern das
Schliessen der Augen selbst, was das Hinstürzen herbeiführt.
Dieser Unterschied ist sogar für die Theorie der Tabes von
Wichtigkeit. Eisenmann hat bekanntlich unter Anderem auch
durch das Hinstürzen bei Geschlossensein der Augen sich dazu
bewegen lassen, den Sitz der Tabes in das Kleinhirn zu verlegen, indem er behauptet, dass diese Einwirkung des Sehens
auf die Bewegungen sich nur durch die Nachbarschaft des
Ursprungs des Opticus und des Kleinhirns erklären lässt.
Diese Nachbarschaft des Opticus mit dem Kleinhirn ist vielleicht auch die Ursache des Schwindels bei Berauschten etc.
Mit dem Tabetischen aber hat es nichts zu thun. — Wie ich
oben auseinandergesetzt habe, ist es der Mangel an Licht, was
bei ihnen das Hinstürzen herbeiführt. In sehr vielen Krankengeschichten findet sich erwähnt, dass die Kranken behaupteten,
sie stürzen hin aus Furcht, sich nicht halten zu können. In
der That habe ich an Tabetischen die Beobachtung gemacht,
dass sie viel länger mit geschlossenen Augen stehen können,
wenn sie überzeugt sind, dass die Umstehenden sie vom Fallen
verhüten werden. Aber dieser psychische Einfluss ist nicht
der einzige Factor dabei. Das geht daraus hervor, dass die
Tabetischen, auch wenn sie vollkommen geheilt, doch nicht im
Stande sind, länger mit geschlossenen Augen aufrecht zu stehen.
Am Eclatantesten sah ich es bei dem in der Therapie der Tabes eine so grosse Rolle spielenden Arbeiter in der Borsig'schen
Fabrik zu Berlin. Prof. Remak hatte die Güte, mir diesen Kranken
im Sommer 1864 vorzustellen. Der Arbeiter war vollkommen
gesund; es war an ihm auch nicht die Spur seines früheren
Leidens zu entdecken. Wie er selbst erzählte, verrichtete er
die schwersten Arbeiten in der Fabrik. Und doch konnte
dieser Arbeiter, bei dem doch kein Misstrauen an seiner Kraft
vorhanden war, nicht eine Minute lang mit geschlossenen Augen
stehen. — Man muss also in solchen Fällen annehmen, dass

bei ihnen die Coordination der Bewegungen noch des Einflusses
des Lichtes bedürfe; die die Coordination sonst vermittelnden
Reflexe sind also bei ihnen durch die Behandlung nicht zu der
normalen Regelmässigkeit zurückgeführt worden. — Das Hinstürzen bei geschlossenen Augen ist also bei Tabetischen einerseits
Folge des Misstrauens in der eigenen Kraft, andererseits Folge
des Mangels an Licht, das bei ihnen die zur Coordination der
Bewegungen nothwendige Thätigkeit theilweise ersetzt. —

Die Nachbarschaft des Opticus mit dem Kleinhirne ist
dabei eine ganz gleichgültige Erscheinung.

Kehren wir zurück zu Duchenne. In einer neuen Memoire
über die Ataxie behauptet er, der Sympathicus sei bei dieser
Krankheit afficirt; er schliesst das daraus, dass die Pupille bei
der Ataxie häufig sich verengert. Seine Beweise dafür sind
nicht stichhaltig und die Verengerung der Pupille erklärt sich
aus Degeneration des Centrum Ciliospinale oder Reizungen
des Oculomotorius — wie ja beides bei der Tabes vorkommt. —
Aus dem Gubler'schen Falle, bei dem trotz der seit sechs Monaten
bestehenden Ataxie die Section keine graue Degeneration der
hinteren Rückenmarksstränge gefunden wurde, schliesst Duchenne, dass die Ataxie locomotrice progressive, d. h. die Tabes dorsualis nichts mit dieser Degeneration zu thun habe.
Duchenne scheint also die Statistik nach der Methode des
Herrn Leyden zu betreiben. Bei mehr als 40 positiven Er-
gebnissen und einem negativen zieht er seine Schlüsse aus
diesem letzteren, statt die Ursache dieses negativen Befundes
zu untersuchen. Diese Ursache liegt auf der Hand. 1) Der
Gubler'sche Kranke hat an der Ataxie locomotrice progressive
nur seit sechs Monaten gelitten; die Functionsstörungen konnten nur von Moleculärvorgängen abhängig sein; grob anatomische Veränderungen hatten sich noch nicht ausgebildet.
Wenn man nach Duchenne'schen Verfahren bei anderen Krankheit anwenden wollte, so würde man z. B. bei einem Epileptischen, bei dem gar keine pathologischen Veränderungen bei
der Section sich vorfanden, den Schluss zu ziehen berechtigt
sein, die Ursache der Epilepsie befand sich ausserhalb seines
Körpers. Alle Fälle von Tabes, wo die Section eine Degeneration der hinteren Stränge ergab, dauerten wenigstens ein
Jahr, während der Gubler'sche Kranke nur seit sechs Monaten

atactisch war. 2) Ist es nach der Beschreibung der Krankengeschichte höchst wahrscheinlich, dass der Gubler'sche Kranke
an der Chorea und nicht an der Tabes litt; wie in dieser Krankengeschichte erwähnt wird, waren die Bewegungen vollständig
choreaartig. Duchenne war also gar nicht berechtigt, aus diesem Falle Schlüsse auf die Pathologie der Tabes zu ziehen.
Sein Verfahren bei diesem Falle erinnert auch darin an das
Leyden'sche Verfahren bei dem zweiunddreissigsten Falle seiner Monographie. — —

Wenden wir uns jetzt zu der Eisenmann'schen Theorie der
Tabes. —

Was den von Eisenmann bevorzugten Namen „die Ataxie"
anbelangt, so haben wir uns schon über das Unbegründete dieser
Bezeichnung der Tabes ausgesprochen. Es kann nicht häufig
genug wiederholt werden, dass man die Tabes weder als Ataxie
bezeichnen noch zu den Ataxien überhaupt zählen könne. Dass
Eisenmann wirklich eine Monographie der Tabes und nicht der
Ataxien geschrieben hat, davon kann man sich beim Lesen dieser
Schrift auf jeder Seite überzeugen. Nicht nur sind darin ausschliesslich Krankengeschichten von Tabetischen angeführt, sondern es wird darin der Ataxien wie die Chorea, bei der pro-
gressiven Muskellähmung, Paralysis agitans etc. gar nicht erwähnt. Ja auf Seite 99—100 sagt Herr Eisenmann selbst, dass
er wird „jene Coordinationsstörung von der Bewegungsataxie
trennen, welche durch Cisten, Geschwulst oder sonstige materielle Veränderungen des Kleinhirns bedingt sind", er also nur
die eine Art, d. h. die Tabes aufführen wird. —

Was die Rücksichten des Herrn Eisenmann gegen Duchenne
anbetrifft, so sind sie wohl, nachdem ich die Duchenne'schen
Quasi-Verdienste um die Tabes dargelegt habe, vollkommen
unbegründet. Solche Rücksichten wären dann auch unzulässig,
wenn Herr Duchenne wirklich die Lehre von der Tabes wesentlich gefördert hätte, was, wie ich zeigte, nicht der Fall ist.
Jedenfalls wären Rücksichten gegen die Kranke, für die aus
der von Duchenne hervorgebrachten Verwirrung nur Unheil
entstanden ist, viel mehr am Platz. —

Was den Eisenmann'schen Einwand betrifft, dass „abge-
sehen davon, dass das Verhältniss der Entartung der hintern
Rückenmarksstränge zu der Functionsstörung, die wir jetzt

Ataxie nennen, noch nicht wissenschaftlich erhoben ist, so
würde der Name Rückenmarksschwund oder Darre ein viel zu
weiter Begriff sein, um unsere Krankheit bezeichnen zu können,"
so ist er vollkommen ungerechtfertigt. Schon im Jahre 1847
hat Todd die Functionsstörungen bei der Tabes zu erklären
versucht. Gull, Brown-Sequard und Bernard haben wenigstens
ebenso begründete Erklärungen dieser Functionsstörungen gegeben, wie die Theorie des Sitzes der Coordinationsstörungen
im Kleinhirne. — Nachdem aus meinen Experimenten der Einfluss der hinteren Wurzeln auf die vordere streng nachgewiesen wurde, fällt selbstverständlich dieser Eisenmann'sche Einwand von selbst weg; ja noch mehr, dieser Einwand kehrt
sogar in die Nothwendigkeit um, diesen Namen zu behalten. —
Der Umstand, dass von Rokitansky, Türck, Virchow etc. nachgewiesen worden ist, dass die Degeneration auch die Seiten-
und Vorderstränge ergreift, zwingt gerade dazu, die Bezeichnung
Tabes dorsualis zu behalten, und nicht, wie Eisenmann
glaubt, sie zu verwerfen. Ganz unbegreiflich ist mir die Behauptung dieses Autors, dass der Name Bewegungs-Ataxie
(die doch im besten Falle nur ein Symptom der Tabes ist, die
bei den verschiedensten Krankheiten des Nerven- und Muskel-
systems vorkommt) eine Verwechslung dieser Affection mit
Anderen kaum zulasse. —

Was nun den Sitz dieser Krankheit anbelangt, so nimmt
Eisenmann an, dass derselbe entweder cerebral im Kleinhirn
oder spinal im Rückenmarke sich befindet; Eisenmann nimmt
nämlich an, dass das Kleinhirn der Sitz des Coordinationsorgans sei, und dass die hintern Stränge die coordinirenden
Impulse vom Kleinhirne nach der Peripherie hin leiten. — Da
ich die Frage nach dem Sitze des Coordinationsorgans im
Kleinhirne schon anderswo ausführlich behandelt habe (siehe
meine Dissertation: De Choreae Indole, sede etc. Berlin 1864
und meine Abhandlung über Chorea in den Medicinischen Jahr-
büchern 1865 II.), so will ich mich hier ganz kurz über diese
Frage aussprechen. — Nach einer genauen Kritik aller für und
gegen den Sitz des Coordinationsorgans im Kleinhirne angeführten Thatsachen fand ich mich zu dem Schlusse berechtigt,
dass die Flourens'sche Theorie unrichtig ist und dass viele
pathologische Vorkommnisse ebenso wie die Magendie'sche

— 33 —

Versuche unzweifelhaft beweisen, dass das Kleinhirn nicht der Sitz des Coordinationsorgans ist. — Seitdem ist von Lussana eine grosse Abhandlung über diese Frage erschienen. Gegen seine Experimente wie gegen seine pathologische Fälle gilt Alles das, was ich von den übrigen zur Stütze dieser Theorie angeführten Thatsachen gesagt habe. Beweise neuer Art führt Lussana nicht an. Er stellt die Behauptung auf, dass das Kleinhirn das Centrum für das Muskelgefühl ist. Was die Frösche anbetrifft (deren Kleinhirn freilich nur rudimentär entwickelt ist), so ist es ganz gewiss unrichtig; ich habe bei Experimenten an decapitirten Fröschen die heftigsten Schmerzäusserungen beobachtet, wenn ich bei ihnen die Muskeln des Rückens zur Blosslegung des Wirbelkanals ablöste. —

Die Anhänger der Lehre, dass die Ursache der Bewegungsstörungen bei den Tabetischen in einem Leiden des Kleinhirns zu suchen ist, müssen noch darauf aufmerksam gemacht werden, dass bei einer sehr beträchtlichen Anzahl von Tabetischen gar keine Coordinationsstörungen, wie ich oben auseinandergesetzt habe, sondern nur Innervationsstörungen vorhanden sind — es dürfte also zuerst bewiesen werden, dass diese Innervationsstörungen auch ihre Ursache in einem Kleinhirnleiden haben und dann erst die Frage ventilirt werden, ob das Kleinhirn bei Tabetischen leidet. So lange dies aber nicht geschehen ist, ist die ganze Lehre vom Sitze des Coordinationsorgans im Kleinhirne für die Pathologie der Tabes von ganz untergeordneter Bedeutung. —

Nun, wenn das Kleinhirn nicht der Sitz des Coordinationsorgans ist, so können selbstverständlich die hinteren Stränge nicht die Leiter der vom Kleinhirne ausgehenden coordinirenden Impulse sein. — Es wäre auch gar nicht begreiflich, worin diese coordinirenden Impulse bestehen sollen. — Die Coordination der Bewegungen kommt dadurch zu Stande, dass eine gewisse Anzahl von Muskeln gleichzeitig zur Bewegung angeregt werden, — dieses kann nur so geschehen, dass deren Nerven gleichzeitig innervirt werden (gleichgültig ob diese gleichzeitige Innervation schon in den die Bewegungen auslösenden Organen oder durch Verbindungen zwischen den verschiedenen Muskelnerven geschieht); besonderer coordinirender Einflüsse bedarf es dazu in keiner Weise. — Die Schwierigkeiten, die das Kind zu überwinden hat, wenn es an-

3

fängt coordinirte Bewegungen auszuführen, die Anstrengungen, die es mit dem Tastgefühl, Gesichts- und Gehörsinne machen muss, ehe es zum Ziele gelangt, sprechen schon genügend gegen das Vorhandensein eines Coordinationsorgans. Ja sogar beim Erwachsenen gelingt die Coordination ihrer Muskeln zu ungewohnten etwas complicirten Bewegungen (Turnen, Aussprache fremder Worte etc.) nur nach grossen Anstrengungen. — Sind gewisse Bewegungen schon eingeübt, so hört deren Coordination auf vom Bewusstsein abzuhängen, sondern geschieht meistentheils auf reflectorischem Wege. —

Die ganze Lehre, dass die Ursache der Tabes in einem Leiden des Kleinhirns zu suchen ist, hat dadurch, dass sie überhaupt möglich war, schon etwas höchst Betrübendes für den Zustand der Nervenpathologie. Es giebt eine ganz bestimmte Krankheit (die Tabes dorsualis), bei der immer, wenn sie nur eine gewisse Zeit gedauert hat, ein bestimmter Sectionsbefund (die Degeneration der hinteren Stränge) constatirt wird, und man will den Sitz dieser Krankheit in ein anderes Organ verlegen, und aus welchen Gründen? weil bei dieser Krankheit häufig ein Symptom (die Ataxie) vorkommt, das nach Einigen von einer Erkrankung dieses Organs abhängig sein könne! Ich will beispielsweise dasselbe Verfahren bei einer anderen Krankheit anwenden, um zu zeigen, zu welchen sonderbaren Schlüssen man dadurch gelangen muss. Bei der Nephritis kommt bekanntlich in späteren Stadien oft Ascites als Theilerscheinung eines allgemeinen Hydrops vor. Was würde man aber zu Demjenigen sagen, der daraus, dass die Ascites eine nothwendige Folge der Cirrhosis Hepatis ist, den Schluss ziehen wollte, dass die Nephritis eine Krankheit der Leber ist und als Ascites zu bezeichnen sei?! Ja, das Verlegen des Sitzes der Tabes dorsualis in das Kleinhirn ist womöglich noch sonderbarer, denn, wenn es wenigstens erwiesen ist, dass Ascites in Folge von Cirrhosis Hepatis entstehen könne und müsse, so ist es nichts weniger als erwiesen, dass die Ataxie ihre Ursache in einer Erkrankung des Kleinhirns haben kann.

Dabei ist aber auch in keinem einzigen Falle von Tabes eine anatomische Läsion im Kleinhirne gefunden worden. Ueber diesen letzten Umstand wollte sich Herr Eisenmann damit hinwegsetzen, dass er dass Vorhandensein von feinen unsichtbaren Molecularveränderungen im Kleinhirne annimmt; d. h. zur Unterstützung einer unerwiesenen (und wie ich gezeigt habe, falschen) Behauptung greift er nach einer anderen noch weniger erwiesenen und dazu noch höchst unwahrscheinlichen. — Diese zweite Behauptung wird übrigens von Eisenmann selbst widerlegt; er sagt nämlich, dass Molecularveränderungen nach längerem Bestehen grobe anatomische Veränderungen nach sich ziehen müssen. Wenn es also eine Tabes gäbe, die in Molecularveränderungen des Kleinhirns ihren Ursprung hätte — so müssten sich diese Molecularveränderungen nach längerem Bestehen in grob anatomische Veränderungen verwandeln. Nun giebt es aber, wie ich schon gesagt habe, keinen einzigen Fall von Tabes, bei dem die Section ein Kleinhirnleiden nachweisen konnte. Ist Herrn Eisenmann dieser Widerspruch entgangen? —

Wir können jetzt zu der Eisenmann'schen Eintheilung der Tabes*) übergehen. Eisenmann machte diese Eintheilung nach drei Principien: 1) nach den Symptomen, 2) nach der pathologischen Anatomie und 3) nach der Aetiologie dieser Krankheit. Diese Eintheilung ist nicht nur in ihrem Principe falsch, in ihrer Ausführung willkürlich, sondern sie ist auch, wollte man sie in der Praxis annehmen, höchst verwirrend und darum schädlich. In der ersten Gruppe befinden sich nämlich 6, in der zweiten 3, in der dritten 15 Arten der Tabes. Durch die Combination dieser drei Gruppen bekommt man also zweihundertundsiebzig Tabesarten! Nun denke man sich die Lage eines practischen Arztes, der im gegebenen Falle die Differentialdiagnose von 270 Krankheitsarten machen müsste! Existirten wirklich so viel Tabesarten, so wäre es im Gegentheil Aufgabe des Pathologen der Praxis wegen, so stark als möglich die Zahl dieser Arten zu vermindern. —

In der Wirklichkeit existirt aber eine solche Anzahl von Tabesarten nicht im Entferntesten.

Was die erste Gruppe anbetrifft — so ist das Princip deren Eintheilung, nach den Symptomen nämlich, vollkommen unlogisch; denn, da es keine zwei Krankheitsfälle giebt, die sich in allen ihren Symptomen ganz gleich wären, so folgt daraus,

---

*) Ich muss hier im Voraus den Einwand, dass Eisenmann von der Ataxie und nicht von der Tabes handelte, noch dadurch zurückweisen, dass Eisenmann selbst S. 156 sagt: .... „die Tabes dorsualis, wie sie Herr Romberg beschreibt, ist mit der von Duchenne beschriebenen Bewegungsataxie ganz identisch."

dass, wollte man eine Krankheit nach ihren Symptomen ein-
theilen, man eben so viel Arten dieser Krankheit annehmen
müsste, als es Fälle derselben giebt — also nicht etwa sechs
Arten der Tabes, sondern einige hundert — da so viel Tabesfälle bis jetzt beschrieben worden sind!!

Um eine klare Vorstellung von der Unrichtigkeit dieses
Principes der Eintheilung zu erhalten, muss man nur deren
Ausführung bei Eisenmann verfolgen. —

Zwischen seiner ersten Art, der sogenannten reinen Bewegungsataxie, und der zweiten besteht nur der Unterschied,
dass bei der ersten keine Haut- und Muskelanästhesie vorhanden ist. Diese Anästhesie hat aber weder mit dem Wesen noch
der Aetiologie der Tabes etwas zu thun, ihr Vorkommen hängt
nur von einer grösseren oder kleineren Ausbreitung des krankhaften Processes ab und fast in allen Fällen giebt die längere
oder kürzere Dauer dieser Krankheit für das Vorhandensein
oder Fehlen dieses Symptoms den Ausschlag. Fast in allen
Fällen, wo die Tabes längere Zeit bestanden hat, hat sich die
Anästhesie, wenn sie nicht schon im Beginne vorhanden war, im
späteren Verlaufe hinzugesellt. — Man müsste also nach diesem
Principe der Eintheilung jeden geheilten (also im Fortschreiten
gehemmten) Fall von Tabes als eine besondere Species aufstellen, je nach dem Stadium, in welchem die Krankheit coupirt
wurde! — Dies that auch Herr Eisenmann, indem er die
Eulenburg'schen Fälle zu der ersten Kategorie rechnet, während
diese sich von den Fällen der zweiten Kategorie nur dadurch
unterscheiden, dass sie durch Heilung vom weiteren Fortschreiten
abgehalten wurden. — Die dritte Form der Tabes ist, wie Herr
Eisenmann selbst zugesteht, der zweiten (folglich also auch
der ersten) vollkommen gleich; und giebt er an, diese Form
überhaupt nur aus Rücksicht für Herrn Duchenne aufgestellt
zu haben. Ueber diese pathologischen Rücksichten habe ich
mich schon oben ausgesprochen. —

Als vierte Form stellt Herr Eisenmann die Ataxie mit
Reitbahngang auf. Diese Form soll eine Tabes sein, zu der
sich ein Reitbahngang zufällig hinzugesellt. Mit demselben
Rechte konnte man eine Tabes mit Pneumonie, mit Tuberculose etc. aufstellen. Ja, wollte man consequent zu Werke gehen,
so müsste man auch eine einbeinige Tabes aufstellen, wenn ein-

mal die Tabes bei Jemanden vorkommen soll, dem ein Bein
amputirt worden ist! — Von der fünften Form, der Tabes mit
Geistesstörungen, gilt dasselbe. Die Geistesstörungen sind. bei
der Tabes eine zufällig hinzugetretene Complication (das ist das
häufigere) oder sie tritt als weitere Verbreitung des krankhaften
Processes auf — jedenfalls berechtigt sie nicht zur Aufstellung
einer besonderen Tabesform. —

Die sechste Art der Tabes ist nach Eisenmann die Tabes
mit Muskelatrophie. — Die genuine Muskelatrophie kommt bei
der Tabes als seltene Complication wirklich vor; dieses Vorkommen ist von Virchow und Cruveilhier constatirt worden. — Eine
einfache Muskelatrophie kann sich wohl in Folge langer Funk-
tionslosigkeit zu der Tabes hinzugesellen. Aber man sieht leicht
ein, dass diese Complicationen nicht im mindesten zur Aufstellung einer besonderen Species der Tabes berechtigen. —

Die zweite Eintheilung der Tabes ist ihrem Principe nach
vollkommen richtig; leider kann ich nicht dasselbe von deren
Ausführung sagen.

Die erste Form der Tabes nach der pathologisch-anatomischen Eintheilung ist nach Eisenmann die essentielle Tabes. Diese soll diejenige Tabesart bezeichnen, die ihren Grund
in Molecularveränderungen des Kleinhirns haben soll; die Atrophie der hinteren Rückenmarksstränge soll sich vom Kleinhirne
aus in Folge deren Functionsunfähigkeit entwickeln. — Ueber
den Umstand, dass sich diese Atrophie nicht, wie vorauszu-
setzen wäre, vom Kleinhirne aus nach unten verbreitet, sondern in den bei weitem häufigsten Fällen von Tabes grade den
entgegengesetzten Verlauf, d. h. von unten nach oben nimmt
und nie continuirlich in eine Atrophie des Kleinhirns übergeht
— hilft sich Eisenmann mit der Behauptung hinweg, dass bei
der Annahme des primären Entstehens der Atrophie in den
Strängen die Continuität dieser Erkrankung mit den Leiden
der Augen fehle. — Dieser Vergleich ist aber nicht zutreffend,
denn die Atrophie der Stränge ist eine unzweifelhaft vorkom-
mende Thatsache, und wenn auch die Entstehung der Augenleiden dabei schwer zu erklären wäre, so büsst diese Thatsache
doch Nichts von ihrer Richtigkeit ein; während das Vorkommen einer Molecularveränderung im Kleinhirne bei der Tabes
weder nachgewiesen noch nothwendig — im Gegentheil höchst

unwahrscheinlich ist. — Es ist ganz unzulässig, eine höchst
unwahrscheinliche und überflüssige Hypothese anzunehmen, um
eine unzweifelhaft constatirte Thatsache zu verdrängen. —
Dabei übersieht Herr Eisenmann, dass sich auf den suppo-
nirten Molecularveränderungen im Kleinhirne nie eine sichtbar
anatomische Erkrankung dieses Organs herausbilde — was doch
nach seinen Auseinandersetzungen S. 163, 164 nothwendig eintreten müsste. —

Eine essentielle Tabes im Sinne Eisenmann's anzunehmen, ist man also nicht berechtigt. — Eine essentielle Tabes
aber als Gegensatz zu der Eisenmann'schen als zweiten Form
der Tabes, der symptomatischen, aufzustellen in dem Sinne, dass
sich zuerst Molecularveränderungen in den hinteren Rückenmarkssträngen ausbilden, die dann zu grob-anatomischen
Veränderungen führen, ist unstatthaft und zwar aus dem Grunde,
weil auch bei der symptomatischen Tabes, das heisst derjenigen,
die in Folge von Entzündungen der Hirnhäute, von Caries der
Wirbel etc. entsteht, auch die Möglichkeit nicht ausgeschlossen
ist, dass in den Strängen zuerst nur Molecularveränderungen
und erst später grobe anatomische Läsionen entstehen. — Man
bedenke nur, wie die kleinste Zerrung, die kleinste Störung der
Ernährung in den Nerven genügt, um die gewaltigsten functio-
nellen Störungen zu veranlassen, und man wird diese Möglichkeit zugestehen müssen. —

Die dritte Eisenmann'sche Form der Tabes, die sympathische, existirt überhaupt nicht. Der einzige Fall von Gibson, der eine solche Tabes darstellen soll, ist gar kein Fall
von Tabes, sondern einer durch Wurmreiz hervorgerufenen
Chorea, wie man sich leicht beim Lesen dieser Krankengeschichte überzeugen kann. —

Am ungerechtfertigsten aber ist die dritte Eisenmann'sche
Eintheilung der Tabes, nämlich nach den aetiologischen Momenten. — Die Eintheilung nach diesem Principe erinnert an
die leider noch nicht vollständig verschwundene Zeit, wo man
ein bei hysterischen Frauen vorkommendes Asthma — als ute-
rinales Asthma, eine Epilepsie bei an der Bright'schen Krankheit
Leidenden als renale Epilepsie bezeichnete! — Nachdem Herr
Eisenmann die verschiedenen aetiologischen Momente der Tabes abgehandelt hat, schreitet er zu einer Eintheilung der Ta-

bes nach der Aetiologie. — Unbegreiflicherweise werden bei
dieser Eintheilung meistens solche Momente berücksichtigt, die
früher von ihm unerwähnt blieben, und die auch als aetiologische Momente der Tabes gar nicht vorkommen, während er
Hauptmomente wie Excesse, Strapazen etc. bei dieser Eintheilung unberücksichtigt lässt. — Seine erste Form ist die rheumatische Tabes. Dass eine durch Rheuma hervorgerufene Tabes
eine andere pathologisch-anatomische Basis haben muss, als
eine durch Excesse veranlasste, das versteht sich von selbst.
Diese Unterschiede werden aber bei Eisenmann nicht erwähnt;
er begnügt sich, nur einige Abweichungen in den Symptomen
anzudeuten. —

Die zweite Form (die gichtische), die dritte (in Folge von
Malaria), die sechste (rhachitische), die siebente (lepröse), die
zehnte (in Folge von Bleiintoxication), die elfte (in Folge von
Atropinvergiftung) — sind zwar noch nie beobachtet worden,
sie werden aber angeführt, um diesen Krankheiten eine Rubrik
bei der Aetiologie der Bewegungs-Ataxie zu reserviren!! Wozu
dieses Reserviren — das ist für uns ein Räthsel geblieben. —
Die atactischen Erscheinungen, die man bei Bleilähmungen und
Atropinvergiftungen beobachten soll, werden mehr in der Lähmung
einzelner Muskelgruppen als in einer Erkrankung der coordinirenden Apparate ihre Ursache haben. Uebrigens findet sich im aus-
führlichen Werke über Bleiintoxicationen von Tanquerel
de's Planches keine einzige Beobachtung von einer Tabes oder
sogar von einer der Ataxie ähnlichen Bewegungsstörung. —

Was die vierte Form, die diphteritische, und die sechste,
die typhöse, anbetrifft, so ist es höchst fraglich, ob diese Krankheiten Tabes zu veranlassen im Stande sind. — Wenn bei
ihnen eine Ataxie auch vorkommt, so giebt das doch kein
Recht, sie mit in die Aetiologie der Tabes aufzunehmen. Es
bleibt auch dahingestellt, ob die Bewegungsstörungen mehr
atactisch als lähmungsartig waren. — Von der neunten Form, der
syphilitischen, werde ich bei der Auseinandersetzung der Aetiologie der Tabes sprechen. —

Die zwölfte*) Eisenmann'sche Tabesart kommt wirk-

---

*) Diese Eintheilung ist mit Recht von Benedikt und Axenfeld ange-
griffen worden. Unbegreiflicher Weise bestreitet Eisenmann in Canst. Jahrb.
solche Formen, wie die Malaria-, die gichtische und rhachitische Ataxie, je
aufgestellt zu haben!

lich vor und habe ich selbst einen Fall dieser Art beobachtet. Die von Eisenmann gegebene Charakteristik dieser Art ist aber ganz mangelhaft.

Die fünfzigste Beobachtung Briquet's gehört nicht im Entferntesten zu einer Tabes. Die Schlüsse auf Ataxie, die Eisenmann daraus zieht, „das die Clitoris nicht nur die Empfindung sondern auch das Erectionsvermögen verloren hatte," sind wohl kaum ernst gemeint. — Ich werde auf diese Tabesart noch bei Remak zurückkommen; ich will hier nur bemerken, dass diese Art höchst selten vorkommt, was übrigens schon dadurch bewiesen wird, dass Briquet keinen einzigen Fall von hysterischer Tabes anführt; die Eisenmann'sche Behauptung, dass Briquet mit der Tabes (oder Ataxie locomotrice progressive) noch unbekannt war, ist in so fern unrichtig, als die Ataxien schon in den vierziger Jahren von Bouilland in einem besondern Buche ziemlich vollständig abgehandelt worden sind (Briquet's Werk über Hysterie erschien bekanntlich 1859), die Tabes aber schon Hippocrates bekannt war.

Die dreizehnte von Eisenmann angeführte Tabesart, die durch Unterdrückung gewohnter Ausscheidungen hervorgerufen werden soll, existirt gar nicht, wenigstens ist sie bis jetzt nicht beobachtet worden. — Der Fall von Wunderlich, in welchem der Kranke, ein siebenundzwanzigjähriger Glaser, seine Tabes dem Verschwinden seiner Fussschweisse zuschrieb, ist für uns darum nicht massgebend, als wir für die Möglichkeit, dass in Folge unterdrückter Fussschweisse sich eine Tabes herausbilden könne, etwas positivere Beweise fordern, als die Behauptung des siebenundzwanzigjährigen Glasers, auf dessen Autorität allein wir noch keine neue Tabesart aufzustellen für zulässig halten. —

Die fünfzehnte Tabesart ist nach Eisenmann die Ataxie durch Reflexwirkungen. Als einziger Beleg für das Vorhandensein dieser Art wird von Eisenmann derselbe Gibson'sche Fall angegeben, den er in der zweiten Gruppe als sympathische Tabes bezeichnete. Ungeachtet dessen, dass dieser Fall hier zu einer Tabes durch Reflexwirkungen umgetauft wurde, ist er doch zu keiner wirklichen Tabes promovirt, sondern ist eine einfache Chorea (und zwar nach meiner Eintheilung der Chorea [l. c.] eine Chorea reflexoria) geblieben.

Was die pathologische Anatomie der Tabes anbetrifft, so ist sie von Eisenmann höchst vollständig und was noch mehr, ganz vorurtheilsfrei abgehandelt worden. Leider erlaubten ihm seine vorgefassten Meinungen über den Zusammenhang der Tabes mit den Kleingehirnaffectionen nicht die richtigen Schlüsse daraus zu ziehen. — Wenn ich von Remak's Theorie der Tabes sprechen werde, werde ich meine Ansichten, die in der Hauptsache mit den Remak'schen übereinstimmen, auseinandersetzen. — Zu dieser Theorie will ich mich auch jetzt wenden. —

Remak unterschied verschiedene Formen der Tabes. Seine Eintheilung basirt hauptsächlich auf die Localisation der Atrophie in einer bestimmten Gehirn- oder Rückenmarkspartie. Die Verschiedenheit der Symptome ist bei ihm nur eine Folge der verschiedenen Sitze dieser Krankheit. Bestimmte aetiologische Momente sollen Einfluss auf Entstehung der Erkrankung in dieser oder jener Partie des centralen Nervensystems haben. — Wie man sieht, ist das Remak'sche Princip der Eintheilung das richtigste. Es ist eine Eintheilung nach einem physiologisch-anatomischen Princip, dem richtigsten bei Neurosen.

Remak theilte die Tabes dorsualis in eine Tabes lumbalis, lumbo-dorsalis, dorsalis ascendens, cervicalis s. dolorosa, basalis und cerebellaris.

Die anatomische Basis dieser Krankheiten suchte er, nicht etwa wie Eisenmann glaubt, darin, dass er da den Sitz der Tabes annimmt, von wo aus er bei Application des constanten Stromes die besten Heilerfolge erzielt; im Gegentheil, Remak gelangte früher aus den Symptomen und der Aetiologie des gegebenen Falles, zu der Diagnose auf Erkrankung dieser oder jener Rückenmarkspartie und dann erst wandte er auf die betreffende Partie den constanten Strom an. — Wie ich mich selbst unzählige Mal in der Remak'schen Poliklinik zu überzeugen Gelegenheit hatte, folgte die Behandlung erst einer bestimmten Diagnose auf diese oder jene Tabesart. Das Einzige, was der Remak'schen Eintheilung mangelt, ist der Nachweis am Sectionstisch, dass die pathologischen Veränderungen sich wirklich auf die bei Lebzeiten angegebene Partie beschränkten. — Andererseits finden sich aber viele Sectionsfälle, wo die Erkrankung wirklich nur auf einzelne Partien des Rückenmarks beschränkt waren. Es lässt sich auch die Möglichkeit nicht wegleugnen, dass in vielen Fällen an einer Stelle sichtbare anatomische Veränderungen vorhanden waren, während an einer anderen sich nur feine Molecularveränderungen befanden. Ja es ist sogar wahrscheinlich, da man, wie ich gleich zeigen werde, gezwungen ist, je nach dem Sitze verschiedene Arten der Tabes zu unterscheiden, dass im Beginne der Tabes, wo nur noch Molecularveränderungen vorhanden sind, oder um besser zu sagen, wo die anatomischen Veränderungen noch so zart sind, dass sie mit unsern jetzigen Hülfsmitteln nicht sichtbar sind — die Erkrankung wirklich nur an gewisse Stellen gebunden ist; entwickeln sich aber schon in den spätern Stadien (in welchen gewöhnlich die Tabetischen zur Obduction kommen) die groben anatomischen Veränderungen, so haben die letzteren die Tendenz, sich weiter zu verbreiten, ohne aber dabei gewisse Grenzen, von denen gleich die Rede sein wird, zu überschreiten. — Jedenfalls trifft der Vorwurf, seine Eintheilung nicht am Sectionstisch begründet zu haben, nicht Remak, der wie bekannt, nicht in der Lage war, viel Beobachtungen bei Obductionen zu machen. — Uebrigens pflegte mir Remak ganz richtig zu sagen, dass es eben der Zweck seiner Behandlung war, die Kranken nicht auf den Sectionstisch kommen zu lassen, und man ihm keine Vorwürfe darüber machen könne, dass er in den meisten Fällen diesen seinen Zweck zu erreichen gewusst hat. —

Was nun die Nothwendigkeit einer Eintheilung der Tabetischen dem Sitze der Erkrankung nach anbelangt, so will ich nur auf den einen grossen Unterschied im Krankheitsverlaufe verschiedener Tabesfälle aufmerksam machen — nämlich auf die Tabetischen mit Augenleiden und ohne solche. — Es gibt nämlich eine Anzahl von Tabetischen, bei denen die Augenleiden im Beginne der Krankheit auftreten, ja dieselbe einleiten und einige Zeit das einzige Symptom der Krankheit bilden. Es giebt wieder andere Fälle von Tabetischen, bei denen sich Augenleiden erst ganz spät hinzugesellen, während es wieder eine Anzahl von Fällen giebt, bei denen auch nach der längsten Dauer sich keine Augenleiden hinzugesellen. — Da diese drei Gruppen sich auch durch andere gleich zu erwähnende Symptome von einander unterscheiden, ja sogar die Augenleiden in den ersten zwei Formen

theilweise von einander abweichen — so berechtigt das nicht
nur zur Annahme von drei Formen je nach dem Sitz der Krankheit, sondern es lässt sich sogar vermuthen, da diese·Krank-
heiten durch theilweise verschiedene aetiologische Momente
bedingt sind, dass auch der krankhafte Process in diesen drei
Gruppen nicht vollständig identisch sei. — Ich werde also drei
Tabesarten annehmen, deren Charakteristik folgende ist:

1) Die erste Form, die ich nach dem Vorgange von Remak als Tabes basalis bezeichnen werde, hat folgenden
Verlauf. Die Krankheit tritt in der Regel im Beginne mit Lähmungen oder anderen Störungen in den Augenmuskeln auf,
progressive Amblyopie, Atrophie der Netzhäute gesellen sich
später hinzu. Die Pupille nicht verengt. Krampfhafte
Innervationsstörungen sind immer vorhanden; Coordinationsstörungen sind häufig, psychische Alterationen können hinzutreten. Anästhesien sind häufig vorhanden, besonders in den
obern Extremitäten. Diese Form soll nach Remak bei Frauen
nie vorkommen. — Das ist diejenige Form, die Duchenne im
Beginne vorzugsweise beobachtet und die er als Ataxie locomotrice progressive beschrieben hat. Die häufigsten Veranlassungen sind psychische Aufregungen, deprimirende Gemüths-
affecte, Excesse, von Spermatorrhoe gefolgt etc. —

2) Die zweite Form werde ich (nach Remak) die Tabes
cervicalis nennen. Die charakteristischen Symptome bei dieser
Form sind: Enge der Pupillen, heftige bohrende Schmerzen
in den Extremitäten; Innervationsstörungen und Ataxie selten;
Augenleiden treten erst später hinzu. Augenmuskellähmungen
sollen nach Remak nie vorkommen; sind jedenfalls höchst
selten. Die von Trousseau beschriebne Reizbarkeit der
Genitalien oder Impotenz immer vorhanden. Das einzig
veranlassende Moment sind Excesse in Venere. Lähmungsartige Schwäche kann später hinzutreten, hängt aber in solchen
Fällen meistens von stattgefundener Erkältung ab. Die Schmerzen haben in dieser wie in der ersten Gruppe einen ganz eigen-
thümlichen Charakter: die Kranken fühlen diese Schmerzen
nicht in der ganzen Extremität, sondern nur an einzelnen Stellen derselben; sie verursachen das Gefühl, als bohrte man
an diesen Stellen spitze Nägel ein, und unterscheiden sich

leicht von den schiessenden, nagenden Schmerzen, die mit
der Veränderung der Witterung auftreten oder an Heftigkeit
zunehmen, und die bei der dritten Form der Tabes häufig
vorkommen.

3) Die dritte Form ist die eigentliche Tabes dorsualis.
Anästhesien fehlen höchst selten. Blasenleiden, Defaecations-
beschwerden sind häufig; Schmerzen, wenn vorhanden, nie
so heftig wie in den ersten zwei Formen und von erwähntem,
mehr rheumatischem Charakter. Bewegungsstörungen sind immer
vorhanden und gehen häufig in Lähmungen über. Hyperaesthesie
der Wirbelsäule, Ameisenkriechen, Gürtelschmerzen sind gewöhnlich vorhanden. Augenleiden kommen auch bei der längsten Dauer der Krankheit nie vor. In seltenen Fällen ist eine
Erweiterung der Pupillen bemerkbar; diese Erweiterung
tritt nach langer Dauer der Krankheit auf und ist häufig nur
bei günstigen Umständen (bei plötzlich in einer finstern Kam-
mer eindringendem Lichte, wobei die eine Pupille sich gar
nicht verengt) bemerkbar. Dieses Symptom erklärte Remak durch die von ihm an Hunden bestätigte Entdeckung
Brown-Séquard's, dass nach Durchschneidung von Aesten
des Plexus coeliacus Erweiterung der Pupille auf der operirten
Seite eintritt. — Die Ursachen, die am häufigsten diese Art
der Tabes veranlassen, sind Erkältungen, Strapazen und Trauma.

Ich habe diese nothwendig aus dem Krankheitsverlaufe
sich ergebende Eintheilung nicht durch die in den statistischen
Tabellen mitgetheilten Krankheitsfällen durchgeführt, weil ich
dabei nothwendigerweise häufig durch die Mangelhaftigkeit der
Krankengeschichten in Fehler gerathen müsste; ich würde also
den Zweck dieser Tabellen, glaubwürdige Data zu geben, ge-
radezu verfehlt haben. Man wird aber bei Durchsicht derselben einsehen, wie leicht viele Fälle sich in diese drei Kategorien eintragen lassen, und gleichzeitig wird aus den mitgetheilten Krankengeschichten einleuchten, wie nothwendig
diese Eintheilung, die ich aus einer Modification der Remak-
schen hervorgehen liess, ist. — Diese Eintheilung hat nicht
nur theoretisches Interesse, sondern auch praktisches. Sie ist
nämlich von der grössten Bedeutung für die Therapie der Tabes dorsualis, einerseits, indem sie uns den Sitz der Krankheit,
also auch den Platz für die Behandlung mit dem constanten

Strom anzeigt, andererseits aber, indem sie uns auf die Aetiologie der verschiedenen Formen aufmerksam macht. — Die erste Form verbindet sich nach langer Dauer mit der dritten, die zweite schreitet nach oben und nach unten zu, die dritte allein bleibt stationär. Die Merkmale, die ich für jede Kategorie angegeben habe, sind so deutlich, dass es jedem praktischen Arzte bei Berücksichtigung derselben leicht sein wird, im gegebenen Falle die richtige Diagnose zu stellen.

Freilich will ich damit nicht behaupten, dass die anderen Remak'schen Tabesarten nicht existiren. Ich habe im Gegentheil im Verlauf eines Jahres, in welchem ich alle von Remak behandelten Tabetischen beobachtet habe, mehrfach Gelegenheit gehabt, mich davon zu überzeugen, dass Remak jedesmal seine Diagnosen auch der übrigen Arten der Tabes streng begründete. Diese übrigen Tabesarten besitzen aber zu wenige Unterscheidungsmerkmale, um in jedem Falle vom Arzte benutzt werden zu können. Uebrigens sind sie auch theilweise nur Uebergangsformen, oder noch nicht vollständig zur Entwickelung gelangte Formen der drei von mir aufgestellten Kategorien. *)

Was nun die Pathologie der Tabes anbetrifft, so unterscheidet Remak einen doppelten Ursprung der Tabes. In einem Falle werden die Centralnervenzellen durch Ueberreizung in Folge von Ausschweifungen primär afficirt, deren Ernährung wird gestört; Hyperämie und Entzündung tritt später hinzu, die hinzutretende Entzündung ist eine parenchymatöse. In dem anderen Falle wird durch rheumatische, traumatische oder gichtische Ursachen ein vasculöser Process herbeigerufen, die Nervenelemente werden dabei secundär afficirt. Ausschweifungen können hier als praedisponirende oder krankheitsförderliche Ursachen mitwirken.

Betrachtet man die bei den Sectionen constatirten Veränderungen etwas näher, so fallen wirklich zwei theilweise verschiedene Befunde auf. In den einen Fällen wird eine Ver-

---

*) Remak stellte später auch Arten der Tabes nach der Aetiologie dieser Krankheit auf, s. z. B. eine hysterische, diphteritische Tabes etc. Er beging denselben Fehler wie Eisenmann. Wenn Tabes bei Hysterischen auch vorkommt, so doch höchst selten; der von ihm mitgetheilte Fall ist eine hysterische Ataxie und keine Tabes.

kleinerung im Volumen des Rückenmarks beobachtet; die Häute
desselben sind unverändert, die Hinterstränge sind zusammen-
gefallen und bieten ein graues Aussehen dar. Unter dem Mi-
kroskope findet‘ man einen Schwund von Nervenfasern; man
sieht erhaltene Fasern nur in einiger Entfernung von einander,
zwischen ihnen befindet sich eine weiche, brüchige und fein-
körnig aussehende Substanz. Zahllose Amyloidkörper, länglich-
ovale granulirte Kerne, hie und da in Zellenmembranen einge-
schlossen, sind in dieser Substanz eingebettet. — Die Gefässe
haben normale Wandungen, nirgends Spuren von Entzündung,
dann und wann nur Spuren einer Hyperämie.

In anderen Fällen findet man dagegen das Lumen des
Rückenmarks vergrössert (besonders in der Breite) oder normal, die Dura stark verdickt. Die Dura ist nach hinten durch
dünne, bindegewebsartige Fäden, oder durch membranenartige
Züge mit der Pia verwachsen. Im Sacke der Dura findet sich
eine grössere oder kleinere Menge trüber Flüssigkeit. Die Pia
ist stark verdickt, trübe, von faseriger, weisslicher Beschaffen-
heit, und mit der hintern Fläche des Rückenmarks fest verwachsen. Bei der mikroskopischen Untersuchung findet man
von den Nervenfasern nur Spuren, meistens nur leere Scheiden mit zusammengelegten Wänden; Myeline fehlt gänzlich
oder nur theilweise. Diese Ueberreste von Fasern liegen in
Bindegewebe eingebettet; das Bindegewebe ist beträchtlich gewuchert und hat dadurch den Schwund der Fasern herbeige-
führt, ausserdem finden sich Fettconglomerate, Amyloid-
körperchen, aus den Zellen des gewucherten Bindegewebes
hervorgegangene Fettkörnchenzellen, fettige Auflagerungen auf
den Gefässen; die fettige Entartung der Gefässe ist oft so bedeutend, dass die Gefässe wie weisse verzweigte Figuren aussehen. Die Adventitia ist gewöhnlich stark verdickt.

Wie man sieht, entsprechen die ersten Fälle einer einfachen primären Atrophie der hinteren Rückenmarkssträngen,
ohne jede Spur von entzündlichen Vorgängen. — In den übrigen Fällen haben wir es mit einer chronischen Meningitis spinalis zu thun, die auf die hinteren Rückenmarkssträngen übergegriffen, eine Bindegewebswucherung hervorgerufen und so
secundär die Nervenfasern zur Atrophie und Degeneration ge-

bracht hat. Ueber die Entstehung der einfachen primären Atrophie lässt sich Folgendes aussagen: Die Ueberreizung, oder besser gesagt Ueberfunctionirung der Ganglien und Nerven durch Excesse in Venere, Strapazen etc. bringt in denselben Ernährungsstörungen hervor. Diese Nutritionsstörungen, durch die fortwährend einwirkenden Schädlichkeiten unterhalten und verstärkt, führen endlich zu einer Erschöpfung der Markzellen und Schwund der Nervenmasse. Die Entwickelung einer parenchymatösen Entzündung ist dabei nicht nothwendig. Hyperämien scheinen jedoch häufig durch diese Reizungen der Ganglien und Nervenfasern veranlasst zu werden.

Es kann aber eine Atrophie der hinteren Rückenmarksstränge sich auch in Folge einer chronischen Myelitis entwickeln. Diese führt aber nicht zu einer einfachen Atrophie, sondern nach Analogie der chronischen parenchymatösen Entzündungen des Gehirns zur Erweichung; solche Fälle sind von Albers, Cruveilhier (der Fall von Gruyer), Clarke etc. mitgetheilt worden. Ob diese Entzündung sich aus der erwähnten Reizung der Ganglien herausbilde, lässt sich nicht behaupten. Diese zur Erweichung führende Entzündung beginnt am häufigsten im Lendentheil und hat die Neigung, sich nicht nur nach oben, sondern auch auf die Seiten- und Vorderstränge zu verbreiten.

Wir werden also ebenso wie Remak eine primäre und eine secundäre Atrophie der hinteren Rückenmarksstränge annehmen, nur mit dem Unterschiede, dass wenn wir auch zugeben, dass die primäre Atrophie in Folge einer parenchymatösen Entzündung der Stränge entstehen könne, wir doch diese Art der Entstehung für eine höchst seltene halten, und in den bei weitem meisten Fällen annehmen, dass die primäre Atrophie ohne jede vorausgegangene Entzündung sich entwickele.

Ich will hier nur erwähnen, dass Benedikts Ansichten mit den Remak'schen übereinstimmen und dass Eisenmann in seinem Referate über Nervenkrankheiten (Canst. Jahresb. für 1863) sich auch dieser Meinung hinneigt. — So viel über Remak's Lehren von der Tabes; auf seine Therapie werde ich unten noch zu sprechen kommen. Aus dem Gesagten sieht man, dass diese Lehren am besten eine strenge Kritik bestanden haben, und dass es am wenigsten Herrn Leyden zustand, so wegwerfend sich über die Leistungen dieses genialen und gelehrten Neuropathologen auszusprechen.

Wir wenden uns jetzt zu den Lehren von der Tabes des Herrn Benedikt. Bei Auseinandersetzung derselben können wir uns ganz kurz fassen und zwar aus dem Grunde, weil wir mit diesen Lehren, wie sich schon theilweise aus vielem oben Angeführten ergab, in den meisten Punkten übereinstimmen. Nur um die Benedikt'schen Verdienste um die Pathologie der Tabes hervorzuheben, will ich noch Folgendes anführen:

Herrn Benedikt verdanken wir die Scheidung der eigentlichen Coordinationsstörungen von den Störungen der Innervation; er hat die Aufmerksamkeit darauf gelenkt, dass das, womit wir bei Beobachtungen der Bewegungsstörungen bei der Tabes am häufigsten zu thun haben, nur eine Assymetrie dieser Innervationsstärke ist. Dass die Harless'schen Versuche sich als werthlos erwiesen haben, das vermindert nicht im mindesten die Richtigkeit seiner Beobachtungen, da die aus meinen Versuchen gewonnenen Resultate diese Beobachtung erklären und gleichzeitig stützen. In einer Abhandlung in der Wien. med. Wochenschr. 1862 „Ueber lähmungsartige Zustände der Motilität" stellt Benedikt Sätze über die Ursachen und Natur der Ataxien auf, die das Richtigste in allen Punkten getroffen haben und das Beste enthalten, was überhaupt über diesen Punkt geschrieben worden ist. Wir bedauern, hier auf diese Sätze, die die Lehre von der Tabes dorsualis nur indirect berühren, nur kurz eingehen zu können. Benedikt nimmt, wenn wir ihn richtig verstanden haben, folgende Ursachen, die ausser einer Erkrankung der Coordinationsapparate selbst (als welche Benedikt ganz richtig den ganzen Complex der Ganglienzellen ansieht) eine Incoordination der Bewegungen hervorrufen können: 1) pathologische Veränderungen der Sensibilität, 2) Aenderung des Gleichgewichts antagonistischer Muskelgruppen, 3) aufgehobenes Localisationsvermögen, 4) ein Missverhältniss des normalen Willenreizes zu der Erregbarkeit und Leitungsfähigkeit der verschiedenen Theile des Nervensystems, 5) allgemeine Störung der Hirnfunktionen ohne vollständige Aufhebung derselben. Die Richtigkeit aller dieser Sätze ist so einleuchtend, dass sie für den unbefangenen Forscher keiner weitern Beweisführung bedürfen. Wenn ich dem ersten dieser Sätze beistimme, so widerspreche ich selbstverständlich damit nicht im mindesten meiner obigen Widerlegung der Leyden'schen Behauptung, dass die Coordination der Bewegungen durch die Sensibilität bewerkstelligt werde. Zugeben, dass ein Leiden der Sensibilität auch einige Coordinationsstörungen veranlassen kann, ist etwas ganz anderes, als behaupten, dass die Coordination von der Sensibilität allein bewerkstelligt werde. — Dass wir in der Pathologie der Tabes mit Benedikt in der Hauptsache übereinstimmen, habe ich schon erwähnt. Von den Benedikt'schen Ansichten über die Therapie der Tabes wird später noch die Rede sein.

Aus den oben schon weitläufig auseinandergesetzten Gründen könnte ich Benedikt in der theilweisen Annahme der Duchenne'schen Bezeichnung der Tabes dorsualis nicht beipflichten. Dem Zusammenfassen der eigentlichen Coordinationsstörungen mit der Assymetrie der Innervation unter dem gemeinschaftlichen Namen der Ataxie könnte ich aus oben angeführten Gründen auch nicht beistimmen.

Ueber Topinard's Ansichten von der Tabes dorsualis können wir uns ungeachtet der 575 Seiten, die dieselben einnehmen, auch kurz fassen, hier aber mehr aus entgegengesetzten Gründen als bei Benedikt, nämlich weil seine meisten Ansichten bei der Auseinandersetzung der früheren Theorien schon widerlegt worden sind. — Das Topinard'sche Werk hat aber ungeachtet seines abschreckenden Volums auch seine Vorzüge, und um ihm gerecht zu sein, werde ich dieselben hier kurz hervorheben.

1) Topinard hat seine Aufgabe, eine Monographie der Ataxie zu schreiben, richtiger aufgefasst als seine Vorgänger. Er handelt zuerst die Ataxien, die bei den übrigen Neurosen vorkommen, ab und wendet sich dann erst zur Tabes. Der Fehler, den er dabei begeht, ist der, dass er von ganz unverständlichen Voraussetzungen ausgehend, alle Fälle von Tabes in Folge chronischer Myelitis als von der Tabes dorsualis (oder Ataxie locomotrice progressive, wie er sie nach Duchenne's Vorgange nennt) verschieden betrachtet und besonders abhandelt. Dass man die Myelitis chronica nicht mit der Tabes

— 50 —

identificiren könne, versteht sich von selbst; es unterliegt aber andererseits keinem Zweifel, dass wenn die chronische Myelitis auf die Hinterstränge beschränkt bleibt, sie ganz das Bild der Tabes dorsualis, wie in den Symptomen, so auch im Sectionsbefunde liefern könne, weil sie ja auch einen Schwund der Nervenfasern herbeirufen kann, und wie die oben erwähnten Fälle von Cruveilhier, Romberg und Albers beweisen, auch hervorgerufen hat. Ja noch mehr, diese chronische Myelitis kann wahrscheinlich erst in Folge der die Tabes bedingenden Reizungszustände in den Ganglien und Fasern des Rückenmarks veranlasst werden.

2) Topinard hat ganz richtig die Leyden'schen Behauptungen über das Zustandekommen der Coordination durch die Sensibilität zurückgewiesen, wenn auch durch etwas zu weitläufige und nicht ganz schlagende Beweise.

3) Topinard schreibt ebenso wie Brown-Séquard das Zustandekommen der Coordination einem Reflexvorgange zu, über dessen Natur er freilich nicht ganz klare Vorstellungen zu haben scheint.

4) Topinard sah ganz richtig ein, dass man verschiedene Formen der Tabes je nach dem Sitze derselben annehmen müsse. Die drei Formen, die er annimmt: eine vollständige Tabes, die mit Störungen im Bereiche der Cerebralnerven auftritt, eine paraplegische Form ohne diese Störungen und eine cerebrale noch von Cerebral-Symptomen begleitet, beweisen jedenfalls, wie richtig wir dabei verfuhren, als wir unsere drei Formen aufstellten. Die Unterscheidungsmerkmale, die er angiebt, sind zu allgemein, haben aber doch einige Aehnlichkeit mit der unsrigen, namentlich in der Unterscheidung von mit Augenleiden und ohne dieselben auftretenden Tabesformen.

Ich werde nicht weiter in eine Widerlegung der Topinard'schen Ansichten eingehn; eine solche würde theilweise zu unnützen Wiederholungen Anlass geben, andererseits würde es mich zu weit führen, eine detaillirte Kritik eines so umfangreichen Werkes zu liefern. Wir können umsomehr davon Abstand nehmen, als der Umfang des Topinard'schen Werkes selbst das beste Schutzmittel gegen seine Ansichten ist, die mir übrigens in einigen Stellen, vielleicht weil ich in die

Geheimsprache der französischen Pathologie nicht ganz einge-
weiht bin, ganz dunkel geblieben sind. —
Durch die Beibringung vieler neuer Krankengeschichten,
theilweise mit Sectionsberichten versehen, hat Topinard den
Lehren von der Tabes dorsualis einen wesentlichen Nutzen beigebracht. Durch die Zusammenstellung vieler bekanntgewor-
denen Krankengeschichten hat er die Uebersicht derselben gefördert und mir die Zusammenstellung von Tabellen wesentlich
erleichtert: Gründe genug, um von einer strengen Kritik der
Mängel seines Buches Abstand zu nehmen. — —
Ausser den angeführten Ansichten über die Tabes giebt
es noch eine Anzahl anderer, die aber weder eine Erwähnung
noch eine Widerlegung verdienen. Jeder Arzt, der eine Krankengeschichte eines Tabetischen mittheilte, fühlte sich auch berechtigt die Lehren von der Tabes mit einer neuen Theorie zu
beglücken. Ich will hier nur noch zwei Schriftsteller erwähnen, die wirklich etwas Neues und Richtiges zur Pathologie
der Tabes hinzugefügt haben: Carrè und Axenfeld. —
Ausser mehreren Krankengeschichten, die durch Complication mit Sprachhindernissen interessant sind, hat Carrè einige
beachtenswerthe Sätze über die Pathologie der Tabes aufgestellt. Gestützt auf die bei einigen Sectionen gefundene Entartung der hinteren Spinalganglien schliesst Carrè, dass die
Degeneration der hinteren Stränge sich in Folge der Entartung
dieser Ganglien, die, nach den Waller'schen Versuchen, die Ernährung der hinteren Stränge reguliren, entwickele. Wenn
auch diese Behauptung Carrè's nur für die seltensten Fälle
der Tabes zutreffend sein kann und jedenfalls nicht in der von
ihm aufgestellten Allgemeinheit gültig ist, so verdient sie doch
die genaueste Beachtung. Weitere Untersuchungen beim Sectionstisch werden darüber entscheiden, in wie weit diese
Carrè'schen Ansichten als maassgebend betrachtet zu werden
verdienen. —
Ganz richtig schreibt Carrè die Ataxie bei den Tabetikern
den Störungen der Reflexthätigkeit zu. — Was nun die Aetiologie dieser Krankheit anbetrifft, so macht er auf die Erblichkeit aufmerksam, die eine Rolle bei der Entstehung der
Tabes spielen soll. — Er theilt selbst ein Beispiel mit, wo die
Erblichkeit sich sicher nachweisen liess. — Wenn Carrè auch die

Pellagra zu den die Tabes veranlassenden Ursachen zählt, so begeht er hier den Fehler, dass er, als dafür beweisend, das Vorkommen der Ataxie bei der Pellagra anführt.

Axenfeld gebührt das Verdienst, einige historische Fehler in der Geschichte der Tabes corrigirt zu haben. Besonders interessant ist sein Nachweis, dass das bekannte Romberg'sche Symptom (das Stürzen bei geschlossenen Augen) schon von Brach im Jahre 1842 beschrieben worden ist. — Die Duchenne'schen Verdienste um die Tabes würdigte Axenfeld vollkommen. Nur geht er etwas zu weit, wenn er Duchenne des Plagiats beschuldigt. Viel wahrscheinlicher ist es, dass Duchenne, als er zuerst die Tabes beschrieb, wirklich im Glauben war, eine neue Krankheit beobachtet zu haben. Zwischen einem absichtlichen Plagiat und einer völligen Literaturunkenntniss (die freilich bei einem Specialisten der Nervenpathologie in diesem Falle wirklich unverzeihlich war) ist noch ein grosser Unterschied, und wenn es sich um einen um die Nervenkrankheiten so verdienten Mann wie Duchenne handelt, so thut man besser, das Letztere anzunehmen. —

Axenfeld sucht die Ursache der Ataxie bei der Tabes ebenso wie Leyden in dem Verlorengehen der Haut- und Muskelsensibilität; neue Beweise hierfür bringt er nicht bei; es gilt also gegen seine Ansicht Alles, was ich früher darüber angeführt habe. Vollkommen Recht hat Axenfeld, wenn er sich gegen die Eisenmann'schen Eintheilungen der Tabes ausspricht. —

Nachdem ich die Pathologie, die pathologische Anatomie und einige Symptome der Tabes dorsualis kritisch beleuchtet habe, und davon Alles bekämpft, was weder in der Physiologie noch in der Pathologie irgend welche Stütze hatte und meistentheils jeder logischen Betrachtungsweise zuwider war, wende ich mich jetzt zu der Aetiologie, Symptomatologie und Therapie der Tabes. Dem Zwecke meiner Arbeit gemäss, nur eine Kritik der Lehren von der Tabes zu liefern und keine Beschreibung dieser Krankheit, werde ich mich jetzt nur mit dem relativen Werth der einzelnen aetiologischen Momente, Symptome und Behandlungsmethoden resp. deren physiologischen Zusammenhange und Begründung beschäftigen. Ich kann von einer Beschreibung dieser Krankheit um so eher Abstand nehmen, als die Aetiologie und besonders die Symptomatologie der Tabes fast von allen Schriftstellern über diese Krankheit (ausser Leyden), und an deren Spitze von Romberg selbst, schon genügend und erschöpfend dargestellt worden sind. —

Ich wende mich an die Aetiologie der Tabes. — Es wurde in der letzten Zeit die Erblichkeit als eines der veranlassenden Momente der Tabes angegeben. Die Thatsache, dass eine solche Erblichkeit vorkomme, steht fest. — Eine Erklärung dieser Thatsache können wir ebensowenig wie bei der Erblichkeit der anderen Krankheiten geben. — Wahrscheinlich ist sie nur in sofern von Wichtigkeit, als die Kinder tabetischer Eltern ein schwaches, reizbares und leicht erschöpfbares Nervensystem besitzen und in Folge dessen bei hinzutretenden Schädlichkeiten, die die Tabes veranlassen können, dieser Krankheit leicht unterliegen. — Dafür spricht 1) das seltene Vorkommen dieser Erblichkeit; 2) der Umstand, dass die Tabes häufig in Familien auftritt, deren andere Mitglieder an den verschiedensten Nervenkrankheiten laboriren. So schreibt Trousseau, dass er in einer Familie einen Monomanen, einen Hypochondriker, einen Epileptischen und einen Tabetischen gesehen habe. In einer anderen Familie waren der Onkel und die Tante wahnsinnig, ein Bruder hemiplegisch, zwei andere tabetisch. In einer dritten hat sich der Vater selbst entleibt (?), der Sohn ist tabetisch, ein Enkel epileptisch und der zweite litt an sonderbaren Muskelkrämpfen. Der tabetische Michel W. (mitgetheilt von Topinard. s. Tab. 135) hatte eine wahnsinnige Schwester, ein Kind, das an Krämpfen, ein anderes das an Incontinentia urinae litt. Louis B. (von Topinard s. Tab. 136) hatte in seiner Familie vier Personen, die an allgemeiner Paralyse starben. —

Am Eclatantesten beweisen aber die Erblichkeit der Tabes die Fälle von Friedreich und der von Carrè mitgetheilte Fall der sechsundzwanzigjährigen Frau (s. Tab.). In den Friedreich-schen Fällen sind es einmal ein Bruder und eine Schwester, ein zweites Mal vier Geschwister, die sämmtlich an Tabes litten. In drei Fällen von diesen war die Section gemacht und die Tabes am Sectionstische bestätigt gefunden. Besonders interessant ist der Carrè'sche Fall (der 174 s. T.). Die Grossmutter der Patientin, ihre Mutter und acht Verwandte der letzteren, ihre sechs

Geschwister und ein Cousin, (zusammen also achtzehn Personen) litten sämmtlich an Tabes dorsualis. —

Was nun das zweite disponirende Moment, das Alter der Kranken, anbetrifft, so lässt sich im Allgemeinen aussagen, dass die Tabes eine Krankheit des reiferen Alters ist. Bei Kindern kommt sie nie vor. — In der Pubertätsentwickelung ist sie nur höchst selten. Der jüngste Patient, an dem die Tabes beobachtet wurde, ist beim Beginn der Krankheit 15 Jahr alt gewesen. —

Folgendes ist die tabellarische Uebersicht der Häufigkeit der Tabes in den verschiedenen Altersstufen. Von 162 Kranken waren:

Vom 17—20sten Jahre inclusive . . 3
„ 20—30 „   „   „   . . 12
„ 30—40 „   „   „   . . 46
„ 40—50 „   „   „   . . 63
„ 50—60 „   „   „   . . 30
„ 60—70 „   „   „   . . 7
„ 70—75 „   „   „   . . 1

Ich muss hierbei bemerken, dass hier das Alter der Patienten zu der Zeit angegeben worden ist, wo sie zur ärztlichen Beobachtung kamen, also meistentheils schon im mehr vorgeschrittenen Stadium der Krankheit. — Das Alter von 30—55 ist also dasjenige, wo die Tabes am häufigsten vorkommt. Dieses Vorkommen wird bei der Auseinandersetzung der die Tabes veranlassenden Ursachen noch berücksichtigt werden müssen, da es uns einige nicht unwichtige Fingerzeige für die Beurtheilnng derselben giebt. —

Was den Einfluss des Geschlechts auf die Entstehung der Tabes anbelangt, so lassen sich auch hier bestimmte Data geben, die, wie wir sogleich sehen werden, ganz denjenigen Thatsachen entsprechen, auf die wir durch das Alter der Tabetischen gewiesen werden. — Von 192 Kranken waren:

Männer . . 149
Frauen . . 43

Das Verhältniss der Frauen zu den Männern ist also wie 2 : 7 und nicht wie Topinard, dessen Beobachtungen sich auf eine geringere Anzahl beschränken, angiebt, wie 4 : 21. — Was nun die Beschäftigungen der Patienten anbetrifft, so lassen sich

darüber gar keine bestimmten Angaben machen. Vom Tagelöhner bis zum Rentier, vom Soldaten bis zum Prinzen bleibt
kein Stand von der Tabes verschont. Freilich lässt sich die
Krankheit in den Krankengeschichten häufiger bei den arbeiten-
den als bei den besitzenden Klassen beobachten, man darf aber
nicht vergessen, dass es am meisten Geschichten von Kranken,
die in Spitälern beobachtet worden, also von Armen, sind.
Trousseau hat vom Jahre 1861 an in seiner Privatpraxis mehr
als 50 Tabetische beobachtet. Bekanntlich gehört die Trousseau'sche Clientele zu den reichsten Schichten der Gesellschaft.
— Ich will hier nur nach Topinard die Zusammenstellung
der Beschäftigungen von 74 Fällen geben.

Kaufleute und im Zimmer Arbeitende	26
Nähterinnen	4
Portiers	2
Tagelöhner, die draussen arbeiten	9
Tagelöhner, die in Häusern arbeiten	8
Sergeant de ville	1
Fussreisende, Soldaten etc.	12
Beamte	3
Verschiedene Beschäftigungen	8
Rentier	1

Ich will hier nur auf einige Umstände aufmerksam machen.
Aus dieser Tabelle ergiebt sich nämlich, wie falsch die Meinung Vieler ist, dass Erkältungen, Feuchtigkeit und Strapazen
die häufigsten wenn nicht die einzigen veranlassenden Momente
der Tabes sind. Wir sehen, dass Kaufleute und im Zimmer
Arbeitende, also den Erkältungen und Strapazen verhältnissmässig weniger Ausgesetzte, ein bedeutendes Contingent zu den
Tabeserkrankungen stellen. Tagelöhner, die in den Häusern
arbeiten, sind nicht weniger der Tabes ausgesetzt als Tagelöhner, die draussen arbeiten. Leute, die wie ein Sergeant de
ville den ganzen Tag und häufig auch die Nacht hindurch auf
der Strasse zubringen müssen und allen möglichen Witterungen
und Strapazen ausgesetzt sind, erkranken höchst selten an der
Tabes: der in der Tabelle angeführte Fall ist der einzige
unter den 203 von mir zusammengestellten. — Bemerkenswerth
ist, dass kein einziger Fall von Tabes bei Nachtwächtern, bei
Fischern und bei einigen andern Professionen, die Erkältungen

am häufigsten ausgesetzt sind, mitgetheilt worden ist. Die Portiers in den grösseren Städten Russlands, die Dworniks, sind wohl von allen anderen Menschen am meisten den Erkältungen ausgesetzt. Sie bringen die ganze Nacht vor dem Hause auf der Strasse zu, gleichgültig, ob es feuchtes oder trockenes Wetter ist, ob es $+30^0$ oder -30^0 R. ist und doch kommt die Tabes bei ihnen höchst selten vor, wenigstens mir ist kein einziger solcher Fall bekannt.

Freilich will ich damit nicht bestreiten, dass Erkältungen, besonders nach Durchnässungen oder bei langem Wohnen in feuchten Kellern, die Veranlassung zur Tabes abgeben können. Im Gegentheil unter den 203 Fällen giebt es 32 Fälle, wo Erkältungen als einzige Veranlassung der Tabes angegeben wurden. Ich will nur darauf aufmerksam machen, dass solche Fälle höchst selten sind, und dass Leyden und Andere im Irrthume sind, wenn sie alle Tabesfälle aus Erkältungen und zwar aus Erkältungen der peripherischen Nerven entstehen lassen. Bei vielen Fällen ist es ausdrücklich erwähnt, dass die Patienten nach der Erkältung Schmerzen in der Rückenmarksgegend gefühlt haben — es ist also wahrscheinlich, dass in den Fällen, wo Erkältungen die Tabes veranlassten, dies so zu Stande kam, dass dieselben Entzündungen der Rückenmarkshäute verursachten, die dann erst auf das Rückenmark übergriffen. — In anderen Fällen, wo Erkältungen als die Ursache der Tabes angegeben waren, waren gleichzeitig Excesse oder Strapazen mit im Spiele, und diese letzteren Momente haben auch das Ihrige zur Entstehung der Tabes beigetragen. —

Die 50 Fälle von Tabes, die Trousseau in seiner Privatpraxis während einiger Jahre beobachtete, gehörten der vornehmen Klasse an, wo Erkältungen höchst selten sind, die hier in Betracht kommenden Strapazen aber nie vorkommen; bei ihnen konnten also Erkältungen nicht als die Ursachen der Tabes angeklagt werden. — Alle Altersstufen sind fast gleich stark den Erkältungen ausgesetzt und doch sahen wir, dass die Tabes ausschliesslich eine Krankheit des reiferen Alters ist. Männer und Frauen sind den anderen bestimmt in Folge von Erkältungen entstehenden Krankheiten gleich stark unterworfen, während die Zahl der Männer, die an Tabes leiden, sich zu der Zahl der an dieser Krankheit laborirenden Frauen wie 7 zu 2

verhält. Beweise genug, dass die Erkältungen trotz der entgegengesetzten Meinung der meisten Autoren nur eine untergeordnete Rolle bei der Aetiologie der Tabes spielen.

Ausser den Erkältungen haben wir noch ein aetiologisches
Moment zu berücksichtigen, welches nach den Meinungen der
früheren Aerzte als die ausschliessliche Ursache der Tabes
angesehen wurde, nämlich die Excesse in Venere. — Wenn
auch hier die Ausschliesslichkeit unrichtig ist, so müssen wir
doch gestehen, dass die älteren Aerzte, die alle Fälle von Tabes dorsualis von Excessen in Venere ableiteten, der Wahrheit
viel näher als die jüngeren waren, die den Einfluss dieser Excesse auf die Entstehung der Tabes vollkommen in
Abrede stellen. — Von 85 Tabesfällen, bei denen sich die
veranlassende Ursache bestimmt ermitteln liess, finden sich
29 Mal Excesse in Venere als die alleinige Veranlassung der
Tabes aufgeführt. Wenn man bedenkt, wie viele Patienten
aus falscher Scham solche Excesse verheimlichen, und lieber
ihr Leiden auf eine stattgefundene Erkältung, Gemüthsbewe-
gung etc. schieben, so wird es einleuchten, dass in der That
die Excesse ein viel häufigeres veranlassendes Moment der
Tabes sind als hier angegeben wurde. Besonders schwer
ist von Patienten das Geständniss abzugewinnen, dass sie in
der Jugend und vielleicht noch jetzt dem Onanismus ergeben
sind. Von allen Excessen ist dieser jedenfalls der günstigste
für die Entstehung der Tabes, und liess sich einige Male der
Onanismus als die direkte Ursache dieses Leidens nachweisen,
z. B. bei der 19jährigen Patientin von Duchenne. Es ist
nicht nur das Schamgefühl, was die Patienten davon abhält
ihre Excesse zu gestehen, sondern auch die Furcht, die Aerzte
werden das Mitleid zu ihrem Zustande verlieren, wenn sie ihn
als aus Excessen hervorgegangen erkannt haben. Und gestehen Tabetische solche Excesse viel eher, wenn sie sich davon überzeugen, dass der Arzt nach Excessen bei ihnen
forscht, nicht um ihnen Strafpredigten zu halten, sondern um ihre
Leiden besser bekämpfen zu können. — Wie hartnäckig oft
Patienten Excesse leugnen, auch dann wenn es fast keinem
Zweifel unterliegt, dass solche die Ursache der Erkrankung
waren, beweist folgender Fall, den ich im Sommer 1863 in
der Remak'schen Poliklinik beobachtete. Bei einem jungen

Ehepaare, welches vor der Hochzeit vollkommen gesund war,
entwickelte sich im Verlauf von einigen Jahren eine hochgra-
dige Tabes. Die Patienten lebten in guten Verhältnissen und
konnten keine Ursache ihres Leidens angeben. Das gleichzeitige Beginnen der Erkrankung, derselbe Verlauf, die Art der
Tabes (eine vorgeschrittene Tabes cervicalis, mit enger Pupille, heftigen bohrenden Schmerzen, unbedeutenden Bewegungsstörungen, Impotenz beim Manne und Blasenbeschwerden bei
Beiden), die bei beiden Patienten vollständig identisch war,
zeigte deutlich genug, dass hier dieselbe Ursache die Veranlassung der Tabes war, und dass diese Ursache keine andere
als Excesse in Venere waren. — Die Patienten gestanden zwar,
den Coitus häufig ausgeübt zu haben, leugneten aber standhaft,
je Excesse verübt zu haben. — Wenn man berücksichtigt, wie
schwer die Grenze zwischen Excessen und der physiologisch
nothwendigen Ausübung des Coitus bei verschiedenen Indivi-
duen zu führen ist, so wird man freilich auch zugeben müssen,
dass die Patienten von ihrem Standpunkte aus vielleicht auch
Recht hatten. Folgende Umstände sprechen noch dafür, dass
die Tabes am häufigsten Excessen in Venere ihre Entstehung
verdankt:

1) Dass die Tabes nie bei Kindern und am häufigsten im
Alter von 30—55 Jahren vorkommt; wir kennen kein anderes
aetiologisches Moment, was dieses Vorkommen erklären könnte.

2) Dass die Tabes in bedeutend überwiegender Mehrzahl
bei Männern vorkommt und nur selten bei Frauen; bekanntlich vertragen Frauen Excesse in Venere viel besser als
Männer.

3) Das unzweifelhafte Entstehen der Tabes in einigen
Fällen in Folge von anderweitig erschöpfend auf das genitale
Nervensystem einwirkenden Einflüssen: dreimal nach zu schnell
aufeinander folgenden Geburten und einmal in Folge eines
cancer Uteri.

4) Dass die Tabes eine Krankheit aller Stände ist; wenn
sich ein unbedeutender Unterschied in den Ständen heraus-
stellt, so ist er zu Ungunsten der wohlhabenden Klassen, wo
Excesse auch häufiger sind. Die Bedeutung dieser vier Umstände ist einleuchtend und bedarf keiner weiteren Auseinandersetzungen. —

5) Die auffallend häufige Mitleidenschaft der Genital- und
Harnwerkzeuge bei der Tabes. Von 203 Fällen waren 60 Patienten impotent oder litten an der von Trousseau beschriebenen Reizbarkeit des Genitalapparates, 88 Mal waren Blasenleiden vorhanden; auch dieser Umstand spricht deutlich
genug. —

Was die Erklärung anbetrifft, wie Excesse in Venere eine
Atrophie der Rückenmarksubstanz hervorrufen kann, so habe
ich mich schon darüber ausgesprochen, als von der pathologischen Anatomie der Tabes die Rede war. Mehr darüber zu sagen,
wäre bei dem jetzigen mangelhaften Stande unserer physiologischen Kenntnisse von den Nervenvorgängen bei der Thätigkeit des Genitalapparates nur ein Haschen nach Vermuthungen.
Viel vortheilhafter wird es sein, auf diejenigen Symptome aufmerksam zu machen, die bei der durch Excesse hervorgerufenen Tabes am häufigsten vorkommen. Das häufige Erkranken
gewisser Organe kann uns auf den Zusammenhang dieser Organe mit den dem Genitalsysteme vorstehenden Nervenappara-
ten aufmerksam machen. Von 29 Fällen, wo ausdrücklich
Excesse in Venere als Ursachen der Tabes beschuldigt wurden, waren folgende Symptome am häufigsten:

Impotenz resp. Genitalreizbarkeit . . . . 24 Mal.

Blasenbeschwerden . . . . 21 „

Augenleiden . . . . 24 „

Anästhesien . . . . 18 „

Bohrende Schmerzen . . . . 20 „

Heftige, nicht näher beschriebene Schmerzen 9 „

Ataxie . . . . 10 „

Innervationsstörungen . . . . 10 „

Abnahme der Muskelkraft . . . . 12 „

Ich will noch hinzufügen, dass in den meisten Fällen von
Tabes mit Pupillenverengerung Excesse als Ursache angegeben
sind. —

Was die selteneren Veranlassungen der Tabes anbetrifft,
so sind in erster Reihe körperliche Strapazen zu nennen, wie
sie besonders Soldaten häufig während der Feldzüge durch-
machen. Oft sind diese Strapazen mit Erkältungen com-
plicirt. Höchst wahrscheinlich ist es, dass Leute, die durch
Excesse in Venere heruntergekommen sind, bei Einwirkungen

von Strapazen oder Erkältungen eher der Tabes unterliegen als sonst gesunde Menschen. Von 85 Fällen sind Strapazen 9 Mal beschuldigt worden, die Tabes veranlasst zu haben.

Heftige Gemüthsbewegungen, besonders lang dauernde Sorgen und Kummer gehören auch zu den selteneren Veranlassungen der Tabes. Von den 85 Fällen sind 8 als solche bezeichnet worden. — Von einer Erklärung dieser Thatsache kann bei unseren jetzigen mehr als mangelhaften Kenntnissen von den psychologischen Vorgängen keine Rede sein. Wenn die Annahme Remak's, dass unsere Psyche auf der Basis Cerebri ihren Sitz habe, richtig wäre, so würde der Zusammenhang von Gemüthsbewegungen mit der Tabes einigermaassen begreiflich sein. Die Tabes nämlich, die nur in Folge von Gemüthsbewegungen entsteht, ist immer eine Tabes basalis; sie beginnt mit Augenmuskellähmungen und endigt häufig mit Blindheit. — Der Umstand, dass zu vorgeschrittener Tabes, wenn auch höchst selten, sich Geistesstörungen hinzugesellen, spricht für die eben erwähnte Annahme Remak's. — Auch die Syphilis wurde beschuldigt, die Tabes veranlassen zu können. Eisenmann stellte sogar eine besondere Tabesform, eine syphilitische auf. Ich will die Möglichkeit, dass Syphilis die Tabes verursachen kann, nicht bestreiten. Ich glaube aber, dass, wenn man zwei dunkele Erscheinungen hat, die sich mit Leichtigkeit in Eine auflösen, man nicht unterlassen muss, dies zu thun. Ich halte also die bei Syphilitischen auftretende Tabes als eine durch Excesse in Venere veranlasste; ich glaube es um so eher thun zu können, als in einigen Fällen sich eine mehrmalige Syphilisinfection nachweisen liess.

Von 85 Tabesfällen, bei denen sich ein bestimmtes aetiologisches Moment herausstellte, waren die Veranlassung:

Excesse in Venere . . . . 29 Mal.
Erkältungen . . . . 32 „
Strapazen . . . . 9 „
Gemüthsbewegungen . . . . . . 8 „
Schnell aufeinander folgende Geburten
  und Metrorrhagien . . . . . 3 „
Malum Poti . . . . 1 „
Cancer Uteri . . . . 1 „
Trauma . . . . 2 „

Die pathologische Anatomie der Tabes habe ich schon oben ausführlich besprochen. — Ich brauche hier nur zu berücksichtigen, in welchem Verhältniss die Häufigkeit der primären Atrophie der hinteren Rückenmarksstränge zu der in Folge einer Krankheit der Häute sich entwickelnden secundären Degeneration der Stränge sich befindet. Von 71 Fällen der Tabes, bei der die Section eine Atrophie der Stränge ergab, waren:

Degenerationen der hinteren Rückenmarksstränge
mit Entzündungserscheinungen der Häute . 28
Erweichungen der hinteren Rückenmarksstränge
mit Entzündung der Häute 3
Einfache primäre Atrophien der Stränge . . . 23
Erweichungen der hintern Stränge ohne Betheiligung der Häute 13
Degenerationen der hinteren Rückenmarksstränge
in Folge von Geschwülsten im Wirbelkanale 4

Also 36 primäre Atrophien und 35 secundäre. Freilich sind diese Zahlen insofern einer Modification fähig, als bei den letzteren nicht mit Sicherheit angegeben ist, inwiefern die Atrophien von der Entzündung der Häute abzuleiten ist, da ja die Möglichkeit nicht ausgeschlossen ist, dass die Entzündungen der Häute erst in Folge pathologischer Vorgänge in den Strängen entstanden sind. Für die drei Fälle von Erweichungen der Stränge mit Entzündungen der Häute ist eine solche Annahme darum möglich, da, wie ich oben schon auseinandergesetzt habe, solche Erweichungen aus Entzündungen der Stränge entstehen. In den übrigen Fällen ist aber nicht einzusehen, wie aus einer nichtentzündlichen Atrophie der hinteren Rückenmarksstränge sich eine Entzündung der Häute entwickeln soll. Für diese Fälle und für die in Folge von Geschwülsten entstandene ist also die Bezeichnung als secundäre vollständig gerechtfertigt. —

Man sieht also, dass eine bedeutende Anzahl (von 71 Fällen — 27) der Tabesfälle keinen entzündlichen Ursprung hat. — Am wenigsten ist man berechtigt, die Tabes als eine Art der chronischen Myelitis zu erklären, wie es Topinard hingestellt und wie die Pariser Académie de médecine es acceptirt hat.*) Von 71 Fällen waren nur 16 aus einer chronischen Myelitis entstanden. —

Was den Verlauf der Tabes anbetrifft, so müssen wir die Eintheilung desselben in 3 Perioden, wie sie nach dem Vorgange von Duchenne, von Eisenmann und Topinard gegeben worden ist, für unrichtig erklären. —

In dieser Eintheilung wird nämlich die erste Periode durch den Eintritt der Augenleiden charakterisirt. Da man, wie ich oben gezeigt habe, drei Arten der Tabes unterscheiden muss, von denen bei der einen nie Angenkrankheiten vorkommen, bei der zweiten nur im späteren Verlaufe sich solche hinzugesellen — so kann diese Duchenne'sche Eintheilung höchstens für die eine Tabesart — die Tabes basalis — Gültigkeit haben. — Für die übrigen zwei Arten müssen erst spätere Beobachtungen feststellen, ob sie einen regelmässigen Verlauf haben und welche Bedeutung man demselben zuschreiben darf. —

Die Dauer der Tabes ist sehr verschiedenartig. — In den meisten Fällen hat sie einen sehr langwierigen Verlauf. Von 57 Fällen, die sich noch in der Behandlung finden und die länger als 5 Jahre dauerten, waren die Dauer der Krankheit:

Von 5—10 Jahren 34 Mal
„ 10—15 „ 15 „
„ 15—20 „ 10 „
„ 20—25 „ 6 „
„ 25—30 „ 2 „

Die 50 zur Section gekommenen Fälle, bei denen die Dauer angegeben worden ist, vertheilen sich folgendermaassen:

Von einem Monat bis zu einem Jahre 3 Fälle
„ 1— 5 Jahren . . . . . 18 „
„ 5—10 „ . . . . . . 12 „
„ 10—15 „ . . . . . . 8 „
„ 15—20 „ . . . . . . 5 „
„ 20—25 „ . . . . . . 4 „

*) Der betreffende Passus in der Erwähnung der Topinard'schen Schrift in der öffentlichen Sitzung der Acad. de méd. zu Paris 1864, 13. Decbr. lautet folgendermaassen: ..... parmi ces conclusions il en est une d'une haute importance pour les hommes de science, car elle définit. parfaitement l'affection et lui assigne sa veritable place dans l'ordre pathologique; suivant l'auteur, l'ataxie locomotrice progressive constitue un état pathologique distinct, sans toutefois être une entité morbide; c'est une espèce qu'il classe dans le groupe des affections comprises sous le nom de myelites chroniques." —

Die durchschnittliche Dauer der Krankheiten in den tödt-
lich verlaufenen Fällen ist also = 8¼ Jahre. In den Fällen,
die weniger als ein Jahr dauerten, trat der Tod durch Trauma
oder eine andere accidentielle Ursache ein.
Die Tabes dorsualis als solche veranlasst nur höchst selten
direkt einen lethalen Ausgang. — Folgende Tabelle soll dieses
beweisen.
Von 46 Fällen, in denen die Todesursache angegeben ist,
haben den Tod veranlasst:

Lungentuberculose	17	Mal
Pneumonie	6	„
Pleuritis	2	„
Bronchitis	3	„
Lähmung der Athemmuskeln	1	„
Asthmatischer Anfall	1	„
Decubitus	4	„
Blasenleiden	3	„
Krebs	2	„
Typhus	2	„
Meningealtuberculose	1	„
Erysipelas	1	„
Erschöpfung	1	„
Diarrhoe	1	„
Hemiplegischer Anfall	1	„

Wie wir sehen, hat die Tabes nur einmal in 46 Fällen den
Tod direkt veranlasst — das ist in dem Falle von L. Clarke,
wo durch Verbreitung des Erweichungsprocesses auf die Ath-
mungscentra eine Lähmung der Athemmuskeln eingetreten ist.
— Indirekte Veranlassungen zum Tode hat die Tabes 8 Mal
gegeben: 4 Mal durch Decubitus, 3 Mal durch Blasenleiden
und 1 Mal durch Erschöpfung. — Sehr auffallend ist die Häufigkeit von Lungenleiden bei Tabetischen; von 46 Kranken sind
30, also ⅔ an Lungenkrankheiten gestorben. Ein Verständniss
dieses Zusammenhanges fehlt uns gänzlich. Es wäre übrigens
noch das Verhältniss der Todesfälle in Folge der Lungenaffec-
tionen zu denen aus anderen Ursachen überhaupt zu berücksichtigen, und dann wäre man erst berechtigt, über den erwähnten
Zusammenhang Vermuthungen anzustellen. —

Was die andern Ausgänge der Tabes anbetrifft, so ist der
in vollständige Genesung, wenn auch vorhanden, so doch
höchst selten. Als einen solchen kann ich nur den Fall von
Remak, den Arbeiter Döbel — in der Borsig'schen Fabrik zu
Berlin — betrachten, da er der einzige ist, in welchem die
Heilung während acht Jahren constant blieb. Fälle von Ausgang der Tabes in Besserung sind ziemlich häufig. Ob dieser
Uebergang in Besserung nur ein scheinbarer ist, oder sich auf
die Dauer erhält — das ist eine andere Frage, auf die ich noch
später bei der Therapie zurückkommen werde.

Ich wende mich jetzt zur Symptomatologie der Tabes.
Die Bedeutung einiger Symptome wie der Ataxie, der Innervationsstörungen und der Sensibilitätsstörungen habe ich schon
oben auseinandergesetzt. Hier ist es also nur nothwendig, die
Häufigkeit des Vorkommens dieser Symptome anzugeben. Ehe
ich dazu übergehe, will ich noch Einiges über die Ataxie hinzufügen.

Nachdem diese Abhandlung schon im Drucke war, kam
mir eine ganz neue physiologische Arbeit zu Gesicht, die über
die Leitungsbahnen der Gefühlseindrücke im Rückenmarke
handelt. Der Verfasser, H. Sanders, behauptet, dass Reseci-
rung einer grossen Partie der hinteren Rückenmarksstränge
Bewegungsstörungen hervorzurufen im Stande ist; er bezeichnet diese Bewegungsstörungen als Störungen der Coordination.
(Geleidingsbanen in het Ruggemerg voor de Gevoelsindruk-
ken etc. Groningen 1866. S. 78 u. folg.) Die Ursache dieser
Bewegungsstörungen schreibt er dèm Verschwinden des feine-
ren Tastgefühls zu, das nach dieser Resection entstehen
soll. In wie weit diese Versuche die Berechtigung geben, die
Bewegungsstörungen als directe Folgen der Abtragung der
hinteren Rückenmarksstränge und nicht etwa als Folgen der
operativen Eingriffe zu betrachten, will ich nicht weiter erörtern. Ich will nur erwähnen, dass die von Sanders beschriebenen Bewegungsstörungen keine Störungen der Coordination,
sondern die oben von mir näher bezeichneten Störungen der
Innervationsstärke zu sein scheinen. Wie bei Tabetischen,
tritt auch bei den von Sanders operirten Hunden krampfhafte Umknickung der Beine und Kreuzung derselben beim

Gehen ein. Diese Bewegungsstörungen werden also viel ein-
facher und richtiger aus meinen oben angeführten Versuchen
erklärt. Sollten die von Sanders beobachteten Bewegungsstörungen sich wirklich als atactische herausstellen, — d. h.
wenn Thiere-nach Abtragung einer grossen Partie der hinteren
Rückenmarksstränge wirklich die Möglichkeit einbüssen, die zu
einer bestimmten Bewegung nothwendige Contraction einer
bestimmten Muskelgruppe in einer gewissen Reihen-
folge auszuführen, so würde das abzuleiten sein von den
nach solchen Operationen eintretenden Hyperaesthesien und der
entsprechend gesteigerten Reflexthätigkeit; da, wie ich oben
auseinandergesetzt habe, die Coordination der Bewegungen
durch Reflexapparate bewerkstelligt wird. — Die Coordinationsstörungen bei Tabetischen werden meistentheils auch nur Folgen
sein der bei solchen Kranken durch Vornahme passiver Bewegungen direct nachweisbaren Störungen der Reflexthätigkeit. — Die
Bewegungsstörungen, die Sanders beobachtet hat, liessen sich
aus diesen Gründen bei so operirten Thieren auch voraussehen.
Topinard hat sie sogar vermuthet, aus Gründen, die mit der
Todd'schen Lehre vom Zustandekommen der Coordination
zusammenhängen. Jedenfalls beeinträchtigen diese Versuche
nicht im mindesten meine obigen Auseinandersetzungen, eher
bestätigen sie noch dieselben. —

Was nun die Häufigkeit dieser oder jener Art von Bewegungsstörungen bei Tabetischen anbetrifft, so lassen sich darüber nur annähernd richtige Zahlen geben. Ich muss aber
dabei gleich bemerken, dass eine eventuelle Correction derselben nur zu Gunsten meiner Angaben über das seltene Vorkommen der echten Ataxie bei der Tabes dienen könnte.

Die Ursache hiervon ist folgende: In den meisten Krankengeschichten ist es nur schlechthin angegeben, dass die Kranken an Ataxie litten, ohne dass diese Bewegungsstörungen näher
beschrieben wurden. — Ich musste also in solchen Fällen auch
in den Tabellen die Bewegungsstörungen als atactisch hinstel-
len. In vielen dieser Fälle, vielleicht bei den meisten war bei
den Patienten gar keine Ataxie, sondern nur die den oberfläch-
lichen Beobachter täuschenden Innervationsstörungen vorhanden.

Besonders ist dies der Fall mit den von Franzosen her-
rührenden Krankengeschichten — jede Bewegungsstörung mit

(wenn auch meistens nur scheinbarer) Erhaltung der Muskelkraft wird von denselben nach dem Vorgange von Duchenne als Ataxie bezeichnet. — In den übrigen Fällen waren die Bewegungsstörungen zwar als atactisch bezeichnet; aus der Beschreibung derselben sah ich aber in den meisten Fällen, dass es eben nur krampfhafte Innervationsstörungen waren; vom Vorhandensein einer wirklichen Ataxie konnte bei ihnen gar nicht die Rede sein. — Ich habe auch die Bewegungsstörungen in solchen Fällen als Störungen der Innervation bezeichnet. — Trotzdem also, dass in vielen Fällen wegen mangelnder Beschreibung der Bewegungsstörungen, die Bezeichnung als Ataxie für dieselben beibehalten werden musste, ergab sich doch, dass von 203 Fällen von Tabes

die Ataxie . . . . 90 Mal

die Innervationsstörungen . . . . . 70 „

beide Bewegungsstörungen gleichzeitig 4 „

vorhanden waren. — In der Wirklichkeit wird die Zahl der Ataxien bei der Tabes kaum die Hälfte der bezeichneten Zahl erreichen. — In den übrigen 39 Fällen sind die Bewegungsstörungen als Lähmungen bezeichnet oder gar nicht erwähnt worden. Wenn die Bewegungsstörungen bei der Tabes (wenn auch selten) nach sehr langer Dauer in Lähmung übergehen, so habe ich es doch unterlassen, die Zahl derselben anzugeben, da bekanntlich früher alle Bewegungsstörungen der Tabetischen als lähmungsartige bezeichnet wurden. —

Das häufigste Symptom nach den Bewegungsstörungen sind bei der Tabes die Schmerzen. Ausser den oben schon näher beschriebenen 2 Schmerzarten, den bohrenden und den schiessenden — sind bei der Tabes noch die Gürtelschmerzen am häufigsten. Die Kranken haben bei denselben das Gefühl als schnüre man ihnen den Leib mit Reifen zusammen. — In vielen Fällen beschränken sich die Schmerzensäusserungen nur auf das Gefühl von Ameisenkriechen, von Kälte in den Extremitäten und anderen abnormen Empfindungen. — Von den 203 von mir gesammelten Fällen waren Schmerzensäusserungen 138 Mal vorhanden, 8 Mal ist deren Fehlen ausdrücklich erwähnt — in 57 Fällen ist über deren Vorhandensein oder Fehlen Nichts gesagt. —

Ueber die Ursache und Bedeutung der Schmerzen brauche

ich mich nicht weiter auszulassen, da darüber die Ansichten aller Beobachter ziemlich übereinstimmen. Oben wurde schon die Bedeutung der bohrenden und der schiessenden Schmerzen auseinandergesetzt und auch darauf aufmerksam gemacht, bei welchen Formen der Tabes diese oder jene vorzukommen pflegen. — Zu erwähnen ist hier noch, dass in den durch Excesse in Venere verursachten Tabesfällen die Schmerzen immer bohrenden Charakter haben.

Was die Sensibilitätsstörungen der Haut anbelangt, so wird von einigen Autoren (Leyden, Axenfeld etc.) deren Vorhandensein bei allen Tabesfällen angenommen; dem ist aber nicht so. In den 203 Fällen sind:

Sensibilitätsstörungen der Haut erwähnt   130 Mal

Deren Fehlen constatirt . . . . . .   46 „

Nicht erwähnt . . . .   27 „

Unter den Fällen, wo die Sensibilität der Haut nicht gestört war, befinden sich solche, die von Friedreich, Duchenne, Clarke u. A. mitgetheilt worden sind. Ueber die Zuverlässigkeit dieser Beobachtungen ist also kein Zweifel möglich. —

Was die Ursache dieser Anästhesien anbelangt, so ist dieselbe bestimmt centralen Ursprungs. — Dass die Degeneration der hinteren Rückenmarksstränge allein nicht im Stande ist, die Sensibilität der Haut zu zerstören, ist schon oben auseinandergesetzt worden. Damit eine vollständige Anästhesie eintrete, ist es nothwendig, dass die hinteren Nervenwurzeln vollständig zerstört sind, oder dass ausser den hinteren Rückenmakssträngen auch die graue Substanz durch krankhafte Processe unleitungsfähig gemacht worden ist. — Die Sectionen der an Tabes Gestorbenen haben auch diesen Satz, wie vorauszusehen war, bestätigt. —

Unter den 130 Fällen wo, Sensibilitätsstörungen der Haut vorhanden waren, beschränkten sich dieselben in 40 Fällen nur auf Taubheit der Fusssohlen. In vielen Fällen bestand die Anästhesie nicht in einer Unmöglichkeit, Sensibilitätseindrücke wahrzunehmen, sondern die Perception derselben war nur verspätet. Es bestand also nur eine erschwerte Leitung der Sensibilität, nicht aber eine Unfähigkeit der peripherischen Enden der sensiblen Nerven, Tasteindrücke zu empfangen. — Diese erschwerte Leitungsfähigkeit ist in den meisten Fällen von Tabes, besonders im Beginne derselben die einzige Sensibilitätsstörung und deutet unzweifelhaft auf den centralen Ursprung dieser Anästhesien hin. — Wenn die Leyden'sche Annahme, dass die Degeneration der hinteren Rückenmarksstränge sich aus einer Atrophie der peripheren sensiblen Nerven herausbilde, nach Allem, was ich oben gegen dieselbe angeführt habe, noch einer Widerlegung bedürfte, so würde die eben von mir hervorgehobene Thatsache schon allein genügen, um ihr jeden Halt und Boden zu entziehen.

Ich habe schon oben gezeigt, dass die Sensibilitätsstörungen der Haut mit der Ataxie in keinem directen Zusammenhange stehen. In vielen Fällen, wo Anästhesie der Haut mit der Ataxie zusammen vorhanden war, ist die Ataxie schon heftig gewesen, noch ehe sich Anästhesie der Haut einstellte; von der Abhängigkeit der ersteren von der letzteren kann also nicht die Rede sein. In vielen anderen Fällen von Tabes mit Ataxie waren die Sensibilitätsstörungen der Haut so unbedeutend (z. B. nur Taubheit der Fusssohlen etc.), dass dieselben in keiner Weise irgend welche atactische Bewegungsstörungen veranlassen konnten. —

Die Beobachtungen der Sensibilitätsstörungen bei Tabetischen hat einige höchst interessante Thatsachen herausgestellt. Da dieselben aber nur für die Physiologie der Hautempfindungen, nicht aber für die Pathologie der Tabes von Wichtigkeit sind, so übergehe ich sie hier und werde ich nächstens die Resultate meiner Untersuchungen der abnormen Empfindungen bei Nervenkrankheiten centralen Ursprungs anderswo mittheilen. —

Die Untersuchung der Sensibilitätsstörungen der Muskeln bedarf schon einer grösseren Aufmerksamkeit Seitens des Beobachters. Die Angaben über die Häufigkeit derselben müssen also mit Vorsicht angenommen werden. — Bei 203 Tabeskranken sind dieselben 64 Mal angegeben. Diese Zahl ist nach meinen Beobachtungen zu niedrig.

Die oben von mir schon erwähnten Reflexkrämpfe bei Vornahme passiver Bewegungen bei Tabetischen sind nur selten angeführt; und doch wird man dieselben bei keinem Tabetischen, der atactisch ist, vermissen. Die Beobachtung derselben

bedarf einiger Vorsichtsmaassregeln: so muss man bei jedem
Kranken, der solche Reflexkrämpfe zeigt, auch eruiren, ob dieselben nicht von der Zerrung der Haut abhängig sind; da aber
bei passiven Bewegungen auch Reibungen der Gelenkflächen
nothwendig vorkommen müssen, so muss man sich hüten, die
eintretenden Reflexkrämpfe nur auf Rechnung der gestörten
Muskelsensibilität schieben zu wollen. Bei solchen Beobachtungen ist immer im Auge zu behalten, dass es für den Phy-
siologen wahrscheinlich ist, dass von der Haut aus nur Reflexe in den Flexoren, von den Muskeln, Gelenken und Knochen nur in den Extensoren ausgelöst werden. Wenn dieser
Satz auch nicht vollständig erwiesen ist, so ist er doch höchst
wahrscheinlich und muss von den Pathologen jedenfalls berücksichtigt werden. — Beobachtungen an Kranken sind am meisten
dazu geeignet, diesen Satz weiter zu begründen. So habe ich
beobachtet (freilich nur einmal), dass bei einer Chorea, die einem
Gelenkrheumatismus ihre Entstehung verdankte, die unwillkür-
lichen Bewegungen besonders die Extensoren des linken Armes beherrschten. — Die von Remak in seiner Galvanotherapie
beschriebenen und jetzt in Vergessenheit gerathenen galvanoto-
nischen Zusammenziehungen der antagonistischen Muskeln hängen wahrscheinlich mit diesen passiven Reflexkrämpfen bei
Tabetischen zusammen. —

Als Duchenne zum ersten Mal die Ataxie locomotrice
progressive beschrieben hatte, stellte er, als das am meisten
charakteristische Symptom dieser Krankheit, die Erhaltung der
Muskelkraft, bei Verlorensein der Möglichkeit auf, coordinirte Bewegungen auszuführen. Wenn auch das Vorkommen
solcher Bewegungsstörungen nichts Neues war und dieselben
von Bouillaud (Traité de nosographie médicale. Paris 1846. t. V.)
schon ausführlich beschrieben worden sind, so erregte diese Angabe Duchenne's doch allgemeines Aufsehen. Die meisten
Aerzte, für welche diese Angabe etwas Neues enthielt, acceptir-
ten sie vollständig; von einigen älteren Aerzten, die sich von
dem Standpunkte, dass die Tabes dorsualis eine Paraplegie
sei, nicht lossagen wollten, wurde die Richtigkeit dieser Angabe gänzlich oder nur theilweise in Abrede gestellt. Die
Einen wie die Anderen hatten Unrecht; besonders aber die
Letzteren. — Eine motorische Lähmung kann nur in Folge

von Erkrankung der Muskeln, der motorischen Nervenfasern (in der Peripherie, im Rückenmarke oder Hirne) und des Willensorgans eintreten. Eine Abnahme der Muskelkraft in Folge allgemeiner Körperschwäche, erschöpfender Krankheiten etc. kann logisch nicht als eine lähmungsartige im wahren Sinne des Wortes betrachtet werden. Wenn bei der Tabes eine Abnahme der motorischen Kraft in vielen Fällen wirklich vorkommt, so ist sie nur eine indirecte Folge derselben. Sie hat ihren Grund entweder in der schon oben von mir angedeuteten Erschöpfung in Folge fortwährender excessiver Anstrengungen bei den einfachsten Bewegungen, oder in dem Heruntergekommensein des allgemeinen Gesundheitszustandes der Patienten. — Die Tabes kann also in Folge dieser Abnahme der Muskelkraft nicht zu den lähmungsartigen Krankheiten gezählt werden, wie es von Wunderlich und Anderen geschieht. Sonst würde man auch alle acute und chronische Krankheiten wie Typhus, Tuberculose etc., die eine Erschöpfung der Kranken veranlassen, zu den Lähmungen zählen müssen. — Wirkliche Lähmungen, d. h. in Folge der Verbreitung des degenerativen Processes im Rückenmarke auf die motorischen Gebilde, kommen bei der Tabes nur nach sehr langer Dauer und auch dann nur ausnahmsweise (unter 100 Fällen vielleicht nur 1—2 Mal) vor. — Andererseits sind auch Diejenigen im Irrthume, die behaupten, bei der Tabes sei die Muskelkraft ungeschwächt. Ich habe schon oben einen Umstand angeführt, der bei Messung der Kraft bei Tabetischen leicht den Beobachter irre führen kann, nämlich die bei passiven Bewegungen eintretenden Krämpfe der Muskelantagonisten; dieselben sind oft so heftig, dass sie für eine Person unüberwindlich bleiben können. — Die statistischen Zahlen beweisen am besten, dass die Abnahme der Muskelkraft zu den häufigsten Symptomen der Tabes gehört. In 203 Fällen war 115 Mal diese Abnahme vorhanden. Sie äusserte sich theils in einer direct bei Ausführung einzelner Bewegungen nachweisbaren Schwäche derselben oder durch eine nach den geringfügigsten Bewegungen eintretende Ermüdung. — Diese Letztere geht gewöhnlich in die Erstere über. — Dass diese Kraftabnahme in der oben näher auseinandergesetzten Ueberschnappung der Bewegungen ihren Grund wenigstens theilweise habe, ist wahrscheinlich, lässt sich aber

nicht direct nachweisen. — Die Abnahme der Muskelkraft
ist, wie noch bei der Therapie erwähnt wird, für die Prognose
der Tabes von grosser Bedeutung. —
Ich wende mich jetzt zu den bei der Tabes vorkommenden
Augenkrankheiten.
Der Häufigkeit nach sind dieselben zu den gewöhnlichen
Begleitern der Tabes zu zählen. — Bei den 203 Fällen von
Tabes waren Augenleiden 105 Mal vorhanden und vertheilen
dieselben sich speciell folgendermaassen:

Amblyopien . . . . 33 Mal
Lähmungen der Augenmuskeln . . 30 „
Mydriasis . . . . 3 „
Pupillenverengerung. . . . . . . 9 „
75 Mal.

Amaurose mit Leiden der Augenmuskeln . 16 Mal
Amaurose mit Mydriasis . . . . . . 8 „
Amaurose mit Pupillenverengerung . . . 1 „
Leiden der Augenmuskeln mit Mydriasis . 4 „
29 Mal.

Amaurose mit Mydriasis und mit Leiden
der Augenmuskeln . . . . 2 „

Die Zahl der Pupillenverengerungen sind hier meinen Beobachtungen nach zu niedrig angegeben. Der Fehler wird wahrscheinlich darin seinen Grund haben, dass bei Patienten, welche
eine verengerte Pupille hatten, anstatt derselben, eine Erweiterung der normalen angegeben wurde. Unter 28 Fällen
von Tabes, die ich gesehen habe, waren nur 2 Mal Erweite-
rungen der Pupille vorhanden. —
Die Erklärung des Zusammenhanges der Tabes mit den
angeführten Augenkrankheiten schien vielen Autoren (unter
diesen besonders Eisenmann) höchst schwierig, ja ohne Hin-
zuziehung höchst unwahrscheinlicher Hypothesen sogar unmöglich; indessen werde ich sogleich zeigen, dass diese Schwierigkeiten weder so gross sind, wie Einige sie angeschlagen
haben, noch in denjenigen Umständen liegen, in welche sie
gewöhnlich verlegt werden. —
Das Entstehen der Augenleiden bei der einen Form der
Tabes, bei der Tabes basalis, hat selbstverständlich nichts Auffälliges in sich: der krankhafte Process beginnt hier an der

basis cranii und muss nothwendigerweise mit Störungen des
Sehens verbunden sein. Bei der dritten Tabesform, der eigent-
lichen Tabes dorsualis kommen Augenkrankheiten ausser einer
Erweiterung der Pupillen nie vor; diese letztere findet ihre
Erklärung in der oben erwähnten Brown - Séquard'schen
Entdeckung oder in einer Lähmung des Centrum cilio-spinale.
Was auffallend erscheint, ist, dass bei dem Uebergange der
Erkrankung in der Tabes basalis von der Gehirnbasis auf das
Rückenmark und bei der Tabes cervicalis vom Rückenmarke
auf die Gehirnbasis, zwischen den corpora quadrigemina und
den hinteren Strängen keine Continuität der Erkrankung der
Gehirnmasse sich nachweisen lässt. — Ich glaube aber, dass diese
Discontinuität der Erkrankung eigentlich nichts Auffälliges in
sich enthält. — Wir wissen über den physiologischen und anatomischen Zusammenhang der Centren für die Geschlechtsthätig-
keit im Gehirne und Rückenmarke so viel wie nichts. Es ist also
für uns auch dunkel, warum überhaupt Ueberreizungen dieser
Centren die Hinterstränge und die basis cerebri zur Degeneration und Atrophie führen. — Dass aber diese Degeneration
nicht continuirlich von den Strängen auf die basis cerebri
übergehe, kann darum für uns nichts Auffälliges haben, weil
wir ja gar nicht wissen, dass die erwähnten Centra in einem
solchen Zusammenhange unter sich stehen, welcher die Atrophie
continuirlich machen muss. Wenn wir nämlich annehmen
(was auch wahrscheinlicher ist), dass diese Centra nur durch
die nach allen Richtungen hin leitende graue Substanz und nicht
durch besondere Nervenfasern unter sich in Verbindung
stehen, so ist die scheinbar auffällige Discontinuität nicht nur
nicht auffallend, sondern durchaus nothwendig. Auffallend würde sie nur dann sein, wenn wir positiv wüssten,
dass diese Centra durch besondere Nervenfasern verbunden
sind. —

Dieses Letztere müssten wir aber erst voraussetzen; wir
haben aber kein Recht, zwei, und dazu noch unwahrscheinliche Voraussetzungen zu machen, da wo wir ganz gut mit einer,
und dabei noch wahrscheinlicheren auskommen können.

Bei der aus Excessen in Venere entstandenen Tabes cervicalis stellen sich also der Erklärung des Fehlens der anatomischen Continuität in der Erkrankung des Rückenmarks gar

keine Schwierigkeiten in den Weg; ja bei unserer oben angestell-
ten Betrachtung ist das Vorhandensein einer solchen Continuität auch gar nicht nothwendig, und braucht sich Herr
Eisenmann über diese Frage keine weiteren Sorgen zu machen·
In einigen Fällen von Tabes basalis ist eine solche Continuität der Erkrankung wirklich vorhanden, — in diesen Fällen
war aber meistens der degenerative Prozess nicht auf die Hinterstränge beschränkt, sondern hat das ganze Rückenmark er-
griffen. Hierher gehört der Fall 37 (von Cruveilhier), wo die
Degeneration auf die Pyramiden, auf die rechte Olive, corpora
restiformia, pedunculi cerebri, thalamus opticus und corpus
callosum verbreitet war; in dem Falle 19 (von Carrè) waren
die pedunculi cerebri, thalamus opticus, corpora quadrigemina
erkrankt, das ganze Gehirn schien nur noch durch einen
kleinen Strang mit dem Rückenmarke zusammenzuhängen.

Ausser den schon erörterten Symptomen der Tabes sind
zu den häufigsten Begleitern dieser Krankheit noch die Beschwerden in den Geschlechts- und Harnwerkzeugen zu zählen.
Bei den 203 Kranken sind angeführt:

Impotenz oder Satyriasis . . 60 Mal.

Blasenbeschwerden . . . . 88 „

Die Zahlen über die Impotenz sind nur mit Vorsicht anzunehmen, da es viele Kranke giebt, die dieses Leiden verheimlichen, theils um deren Ursprung nicht zu verrathen, theils
weil sie sich selbst nicht gestehen wollen, an dieser etwas de-
müthigenden Krankheit zu leiden. — Die Kranken greifen oft
nach den sonderbarsten Beweisen, um die Integrität ihrer Potenz dem Arzte gegenüber zu beweisen; so z. B. gestanden
einige von Topinard beobachtete Patienten eine geschwächte
Potenz zu haben, führten aber gegen ihre Impotenz den naiven
Beweis an, dass ihre Frauen während ihrer Krankheit doch
mehrmals niedergekommen sind. — Die Zahl der an Impotenz
leidenden Tabetischen ist bedeutend höher als die oben erwähnte
Zahl anzuschlagen.

Die Ursache der Impotenz ist eine centrale, und zwar eine
durch Ueberreizung der Centralapparate für die Geschlechtsfunk-
tionen selbst, oder eine durch Uebergreifen des krankhaften Prozesses von benachbarten Partien auf dieselben, hervorgerufene
Lähmung dieser Apparate. Die von Trousseau zuerst bemerkte

Reizbarkeit des Genitalapparates ist bei der Tabes höchst
selten, und lässt es sich auch schwer entscheiden, ob diese
Reizbarkeit die Veranlassung zur Entstehung der Tabes gegeben hat, oder ob dieselbe nur eine Aeusserung der der Lähmung
vorangehenden irritativen Zustände ist.

Die Blasenbeschwerden sind bei den Tabetischen hauptsächlich Lähmungen der Blasenmuskeln, Anästhesie der Blase,
seltener Hyperaesthesie derselben, und häufiger Drang zum
Uriniren. Dass diese Leiden centralen Ursprungs sind, geht
unter Anderem daraus hervor, dass sie häufig nur zeitweise auftreten, ja dass ganz entgegengesetzte Zustände, wie unwillkür-
licher Abgang und Unmöglichkeit den Harn zu lassen, gleichzeitig oder alternirend vorhanden sind. Ferner ist für deren
centralen Ursprung beweisend, dass diese Zustände durch centrale Behandlung (mittelst des constanten Stromes) gehoben werden und dass sie häufig mit Defäcationsbeschwerden (am häufigsten mit unwillkürlichem Abgange des Kothes) verbunden sind.

Alle die erörterten Symptome kommen bei der Tabes,
mehr oder minder deutlich ausgeprägt, fast immer vor; sie ver-
leihen dieser Krankheit das ihr eigenthümliche Krankheitsbild,
und sind meistens nur nothwendige Folgen der bei der Tabes
constant vorkommenden Degenerationen gewisser Hirn- und
Rückenmarkspartien. — Ausser diesen Symptomen kommen
aber in selteneren Fällen von Tabes, besonders nach längerer
Dauer derselben, noch einige Symptome vor, die nur als Folgen der zufälligen Ausbreitung des krankhaften Prozesses auf
benachbarte Gebilde aufzufassen sind. Von verschiedenen
Autoren wird auf diese Complicationen ein grosses Gewicht
gelegt; wie mir scheint, mit Unrecht. Zum Verständniss des
krankhaften Prozesses als solchen können sie als zufällig hinzutretende Symptome nur wenig beitragen, die Localisation der
Tabes ist aber so genau bekannt, dass sie keiner weiteren Be-
stätigungen bedarf.

Ich will hier nur kurz einige dieser Symptome erwähnen.
Wahnsinn ist von einigen Autoren (Teissier, Baillarger, West-
phal) als Complication der Tabes angeführt. Amentia paraly-
tica scheint die Tabes am häufigsten von allen anderen Wahn-
sinnsarten zu begleiten. Ob sie als eine weitere Verbreitung
des krankhaften Prozesses oder als eine unabhängig von der

Tabes dorsualis entstehende Krankheit zu betrachten ist, lässt sich aus den vorhandenen Fällen nicht entscheiden; wahrscheinlich kommt in verschiedenen Fällen das Eine und das Andere vor. Ueber die Bedeutung der bei der Tabes vorkommenden Muskelatrophie haben wir uns schon ausgesprochen.

Bei der Tabes basalis oder cervicalis, wenn dieselbe auf die basis cerebri übergegriffen hat, entstehen häufig Degenerationen anderer Basalnerven, am häufigsten des acusticus und hypoglossus. Die übrigen Basalnerven leiden nur höchst selten mit. — Die anderen Complicationen will ich gar nicht erwähnen, da sie von keiner Bedeutung, weder für die Aetiologie noch für die Pathologie der Tabes sind.

Die Diagnose der Tabes gehört zu der leichtesten unter den Nervenkrankheiten. Der Symptomencomplex, den wir oben angeführt haben, ist so charakteristisch, dass er für einen auch nur wenig aufmerksamen Beobachter schon genügen wird, um die Diagnose in jedem gegebenen Falle sicher stellen zu können. — Die Krankheiten, mit welchen die Tabes der Ataxie wegen noch am leichtesten verwechselt werden könnte, sind: Chorea und Leiden des Kleinhirns. Ich habe schon oben die Verschiedenheiten in den Bewegungsstörungen bei Tabes und bei Kleinhirnaffectionen auseinandergesetzt, und will hier nur noch hinzufügen, dass die Berücksichtigung der übrigen Symptome in zweifelhaften Fällen leicht das Richtige ergeben wird. — Bei der Chorea ist die Ataxie, wie ich in meiner citirten Abhandlung über dieselbe gesagt habe, immer krampfhafter Natur. Bei der auf den ganzen Körper oder nur auf die eine Seitenhälfte beschränkten Chorea muss die Ataxie eben in Folge ihrer Allgemeinheit immer krampfhaft sein, bei der partiellen Chorea ist die Ataxie ihres reflectorischen Ursprungs wegen convulsiv. Bei der Tabes ist die Ataxie meistentheils nur auf die Unterextremitäten, seltener auf die Oberextremitäten, nie auf die Gesichtsmuskeln verbreitet, und fast immer nur bei Ausführung willkürlicher Bewegungen vorhanden; nur höchst selten tritt dieselbe als unwillkürliche krampfhafte Bewegung auf. — Bei der Chorea können Augenleiden als zufällige Complicationen vorhanden sein, als Symptom der Krankheit dürfen sie aber nicht angesehen werden. — Die meisten Choreakranken sind hyperaesthetisch, während die

Tabetischen anaesthetisch sind: Unterscheidungsmerkmale genug, um vor Verwechslungen zu schützen.

Die Tabes dorsalis propria könnte noch mit einer Paraplegie verwechselt werden. — Die Untersuchung der Muskelkraft, die Ursache der Krankheit, und der Zustand der Sensibilität werden leicht das Richtige erkennen lassen. Hat aber
die Atrophie von den hinteren Rückenmarkssträngen auf die
vorderen übergegriffen, dann ist eine Unterscheidung dieser beiden Krankheiten fast unmöglich, aber auch gar nicht nothwendig, denn dann ist nur die Entstehungsweise der Paraplegie
eine andere, die Krankheit muss aber als eine solche aufgefasst werden.

In zweifelhaften Fällen kann die Diagnose auf die Tabes
durch das fälschlich sogenannte Romberg'sche Symptom ge-
sichert werden. Ich sage fälschlich, nicht etwa weil ich die
Berechtigung absprechen wollte, das Zusammenstürzen bei geschlossenen Augen mit Romberg's Namen zu bezeichnen, —
denn, wenn auch Brach gleichzeitig oder vor ihm dieses
Symptom angegeben, so gebührt doch immer Romberg das
Verdienst, dasselbe allgemein bekannt und besonders hervorgehoben zu haben. Die Bezeichnung: Romberg'sches
Symptom ist darum irrthümlich, weil das Hinstürzen bei geschlossenen Augen überhaupt kein Symptom, sondern nur
eine Aeusserungsart einiger Symptome, wie der Ataxie,
der psychischen Unsicherheit, der Anaesthesie etc. ist. Ich
habe auch darum es nicht unter die Symptome gezählt, wenn
ich auch dessen Vorkommen fast bei allen Tabesfällen anzunehmen mich für berechtigt halte. Bei den Kranken, die ich
selbst beobachtet habe, vermisste ich dieses Symptom kein
einziges Mal. In den ausführlich mitgetheilten Krankengeschichten findet es sich fast überall erörtert, und kenne ich
keinen einzigen Krankheitsfall von Tabes, wo das Fehlen des
Stürzens bei geschlossenen Augen sicher constatirt wurde. Wir
können also bei zweifelhaften Fällen mit Recht ein grosses
Gewicht auf dieses Symptom legen.

Was die Erklärung dieses Hinstürzens anbetrifft, so habe
ich dieselbe, insoweit unsere jetzigen Kenntnisse es gestatteten,
bereits bei der Auseinandersetzung der Duchenne'schen Lehren
von der Tabes geliefert, als ich von der Unterscheidung der

Bewegungsstörungen bei Atactischen und bei Kleinhirnaffectionen handelte.

Ich gehe jetzt zur Therapie der Tabes dorsualis über.

Wie bei allen Krankheiten so auch bei der Tabes sind alle möglichen therapeutischen Mittel versucht und meistentheils auch eifrig angepriesen worden. — Ebenso wie bei anderen Krankheiten hat auch ein Mittel sich um so eher Eingang verschafft, je weniger von einer Wirkung im speciellen Falle angegeben oder verstanden werden konnte. — Ja, man kann sogar behaupten, dass bei der Tabes der Glauben der Aerzte an die Wirksamkeit eines Mittels im umgekehrten Verhältnisse zur Rationalität desselben sich verhalte. —

Ich kann und will hier nicht auf die Aufzählung aller gegen die Tabes angepriesenen oder etwa gebrauchten Mittel eingehen. — Ich werde mich nur auf die Anführung derjenigen Mittel beschränken, die mit Erfolg bei den von mir zusammengestellten Fällen angewandt wurden und werde nur diejenigen kritisch beleuchten, die nach der Zahl der aufgewiesenen Erfolge es verdienen.

Von 76 Fällen von Tabes, bei denen die Erfolge der Behandlung mit genügender Zuverlässigkeit angegeben wurde, wurden behandelt:

durch Kaltwasserkur mit günstigem Erfolg . 8 Patienten
„ Kaltwasserkur ohne Erfolg . . . . 1 „
„ Kaltwasserkur und Arg. nitr. mit Erf. 1 „
„ Argentum nitricum mit Erfolg . . . 14 „
„ Arg. nitr. ohne Erfolg . . . . . . 15 „
„ Arg. nitr. mit unbekannt. Erfolg . . 5 „
„ den constanten Strom mit Erfolg . . 7 „
„ Schwefelbäder mit Erfolg . . . . . 3 „
„ Schwefelbäder ohne Erfolg . . . . 2 „
„ Belladonna . . . . 2 „
„ Cyankali . . . . 1 „
„ Wiesbadener Mineralwasser . . . . 5 „
„ Aloe und Croton . . . . 1 „
„ Hygienische Mittel . . . . 1 „

Wie wir sehen, verdienen nur drei Behandlungsmethoden einer weiteren Auseinandersetzung. Die übrigen sind nur in vereinzelten Fällen von einzelnen Autoren erprobt; und ist es wahrscheinlich, dass es sich in diesen Fällen nur um momentane Besserung, wie sie im Verlaufe der Tabes mehrmals einzutreten pflegt, handelte. —

Die grösste Zahl der Erfolge weist der Gebrauch von Argentum nitricum auf. Dieses Mittel ist bekanntlich von Wunderlich zuerst angepriesen worden, und hat dessen heilsame Wirkung später in Charcot und Vulpian .eifrige Verfechter gefunden. Die 14 Fälle, bei denen nach Gebrauch des Argentum nitricum eine Besserung eingetreten sein soll, rühren fast sämmtlich von diesen Beobachtern her. — Das Argentum nitricum hat nach seiner ersten Empfehlung bei der Tabes sogleich eine grosse Anzahl von Anhängern gefunden; ungeachtet oder besser eben der Unverständlichkeit seiner Wirkung, ja sogar der Abenteuerlichkeit des Gedankens wegen, dass Argentum nitricum im Stande sei, atrophirte Nervenfasern in ihre normale Structur und Function wiederherzustellen. — Die grossen Hoffnungen, die man in dieses Mittel gesetzt hat, wurden aber schnell enttäuscht. Ausser den erwähnten Beobachtern wurde das Argentum nitricum von fast allen übrigen Experimentatoren als unwirksam gefunden. Unter den unten mitgetheilten Fällen befinden sich neben 14 erfolgreichen Behandlungen 15 erfolglose und 5 mit zweifelhaftem oder unbehanntem Erfolge. Unter den erfolglosen Behandlungen befinden sich auch solche, die erst 3 Monate dauerten, während umgekehrt bei den mit günstigem Erfolg gekrönt sein sollenden Fällen sich auch solche befinden, die schon 11 Jahre gedauert haben: man kann also den Misserfolg nicht auf zu lange Dauer der Krankheit schieben. Ich habe von 5—6 Fällen, in welchen das Argentum nitricum mit grosser, vielleicht sogar allzugrosser Ausdauer angewandt wurde, keinen einzigen günstigen Erfolg gesehen. — Die Art, wie das Argentum nitricum die Tabes als solche bekämpfen soll, ist uns ganz dunkel; die beschriebenen Erfolge lassen sogar keine Anhaltspunkte für eine symptomatische Wirkung dieses Mittels gewinnen: das eine Mal sollte das Argentum nitricum die Ataxie, das andere Mal die Anästhesie gebessert haben — das dritte Mal soll es auf die Ataxie und Anästhesie gar keinen oder einen verschlimmernden Einfluss geübt, dafür aber die Augenleiden oder etwa gar die Blasenbeschwerden, die Impotenz etc. geheilt haben.

Die eifrigsten Verfechter der Wirksamkeit des Arg. nitr. bei der Tabes werden es kaum als ein Specificum gegen diese Krankheit betrachten wollen, sondern werden ihm doch höchstens nur symptomatische Wirkungen zuschreiben; der eben erwähnte Umstand giebt aber auch dazu keine Berechtigung. — Man hat dem Argentum nitricum mit Recht vorgeworfen, dass es bei seinen zweifelhaften Erfolgen gegen die Tabes, doch die Kranken bei längerem Gebrauch desselben gewiss mit einer bläulich-schwarzen Haut behaftet. — Die Empfehler des Arg. nitricum haben dagegen eingewendet, dass eine schwarze Haut doch immer noch der Tabes vorzuziehen sei. Dieser Einwand ist aber nicht stichhaltig, denn noch fehlt der Beweis, dass das Arg. nitr. ebenso sicher die Tabes zum Verschwinden wie die gefärbte Haut zum Vorschein bringen könne. Und ist jedenfalls die Tabes allein — der Tabes mit einer gefärbten Haut vorzuziehen. Die psychische Verstimmung, in welcher sich die mit solcher Haut vielleicht auf ihr ganzes Leben behafteten Patienten befinden, ist auch nicht dazu angethan, ihrem Nervenleiden einen günstigen Verlauf zu geben. —

Trotz alledem würde ich mich doch nicht gegen ein weiteres, besonders aber gegen ein anhaltendes Experimentiren mit diesem Mittel aussprechen, wenn wir nicht im Besitze sicherer und sogar rationellerer Mittel wären. — An der Spitze dieser Heilmittel steht obenan die Anwendung des constanten Stromes, für dessen Wirksamkeit sich Beobachter ausgesprochen haben, deren Zuverlässigkeit derjenigen der Empfehler des Arg. nitricum in nichts nachsteht. —

Remak war bekanntlich nicht nur der Erste, der die constante Batterie zur Heilung von Tabetischen versuchte und gute Erfolge bekommen hat, sondern er war auch der Erste, der die Tabetischen von dem Banne der Unheilbarkeit, in welchen sie von Romberg gelegt wurden, zu befreien wagte. — Remak's Angaben über die Wirksamkeit des constanten Stromes bei der Tabes wurde, wie die meisten seiner Angaben, über die Behandlung von Muskel- und Nervenkrankheiten mittelst desselben, von den Aerzten mit dem grössten Misstrauen, ja sogar mit einer beleidigenden Missachtung begegnet. — Ich will jetzt, wo die meisten seiner Angaben auch von seinen heftigsten Gegnern als richtig anerkannt wurden, nicht weiter in die Ur-

sachen dieses Misstrauens eingehen. — Einer der hauptsächlich-
sten Gründe derselben war meiner Meinung nach jedenfalls der,
dass Remak's Angaben für die meisten Aerzte zu rationel und
nicht abenteuerlich genug waren. Hätte Remak Arsenik, Argentum nitricum oder sogar gebrannte Schuhsohlen als Specificum gegen alle Neurosen empfohlen, so würde er in den meisten
der Aerzte, die seine Angaben über die Wirksamkeit des
constanten Stromes bei Neurosen belächelten, die eifrigsten
Nachahmer gefunden haben. — An der Person des Beobachters
selbst, dessen treffliche Leistungen auf anderen viel wissen-
schaftlicheren Gebieten der Medicin allgemeine Anerkennung
gefunden haben, konnte die Ursache dieses Misstrauens nicht
liegen; an der von ihm empfohlenen Sache — auch nicht, denn
einerseits wurden, wie schon erwähnt, die meisten seiner Angaben bis jetzt bestätigt, andererseits aber sollte doch der constante Strom von jedem unbefangenen Beobachter nach den
Leistungen der Electrophysiologie als das rationelste Heilmittel
angesehen werden, und jedenfalls sollte man es der Mühe werth
halten, Remak's Angaben einer Controlle zu unterwerfen. —
Der Schaden, den die Gegner Remak's der Nervenpathologie
dadurch zufügten, dass sie durch ihre fortwährende Verdäch-
tigungen ihm die nothwendige wissenschaftliche Ruhe raubten,
ist unermesslich, und es wird lange Zeit vergehen, ehe die Nervenpathologie das nachholen wird, was sie von Remak's feiner
Beobachtungsgabe, seinen grossen physiologischen Kenntnissen
und besonders seinem grossen Talente für microscopische Untersuchungen, das sich besonders in der Nervenhistologie so
glänzend bewährt hat, erwarten konnte, wenn ihm die nothwendigen Mittel und noch mehr die nöthige Ruhe gelassen wäre.

Was nun die Wirksamkeit des constanten Stromes bei der
Tabes anbetrifft, so ist in erster Reihe zu Gunsten desselben
anzuführen, dass derselbe das einzige Heilmittel ist, welches
bei der Tabes dorsualis eine sicher constatirte Heilung her-
beigeführt hat. Die Erfolge aller anderen gegen die Tabes
gepriesenen Mittel beschränken sich doch nach den Angaben
deren Lobredner selbst nur auf eine Besserung einzelner Symptome. Dieser constatirte Fall ist der schon erwähnte Arbeiter
Döbel. Die sieben hier angeführten Fälle habe ich selbst vom
Beginne der Behandlung genau beobachtet und habe jeden ein-

tretenden Erfolg genau constatirt; die Kranken wurden übrigens
sämmtlich mehrmals der Berliner medicinischen Gesellschaft vor-
gestellt und sind dort die Resultate der Behandlung bestätigt worden. In einigen Fällen war die Krankheit schon sehr weit vorgeschritten, ja bei den Patienten 151. 153 war der Zustand der
Kranken ein so gefährlicher, dass Remak die Behandlung ohne
jede Aussicht auf Erleichterung und nur um den Patienten nicht
die letzte Hoffnung zu rauben, unternommen hat — und doch trat
in allen Fällen eine beträchtliche Besserung ein. — Bemerkenswerth ist noch, dass fast in allen diesen Fällen schon eine beträchtliche Verminderung der Muskelkraft vorhanden war und
doch günstige Resultate erzielt wurden, während die günstigen
Erfolge des Arg. nitr. meistens bei solchen beobachtet wurden,
bei denen die Muskelkraft noch intact war — und erwies sich
dieses Mittel als wirkungslos fast überall da, wo die Muskelkraft herabgesetzt war. Wenn man meine obige Auseinandersetzungen über die Ursache und Bedeutung·der Herabsetzung
der Muskelkraft berücksichtigt, so wird der Vorzug des constanten Stromes als Heilmittel gegen die Tabes vor dem Arg.
nitricum Jedem einleuchten. —
    Wenn man die grosse Anzahl von Tabetischen in Erwä-
gung zieht, die von Remak, Benedikt und anderen zuverlässi-
gen Beobachtern mit günstigem Erfolge mittelst des constanten
Stromes behandelt wurden, so wird man mir beistimmen müssen,
wenn ich den constanten Strom als das wirksamste Heilmittel
gegen die Tabes betrachte und dessen Anwendung in allen
noch so verzweifelten Fällen von Tabes von Seiten des Arztes
als eine Pflicht gegen die Patienten und den Fortschritt der
Nervenpathologie erkläre. — Ueber die Art der Anwendung
des constanten Stromes bei der Tabes haben Remak und Benedikt fast übereinstimmende Angaben gemacht. Die Behand-
lungsmethode dieser verdienstvollen Neuropathologen unterscheidet sich nur dadurch, dass Remak in jedem Falle von
Tabes die Diagnose auf die Localisation der Erkrankung stellte
und auf die betreffende Partie des Rückenmarks den Strom ap-
plicirte, und dass er immer eine centrale Behandlung anwandte,
(mit Ausnahme der Complication von Tabes mit Neuritides
nodosae an den verschiedenen Nervenstämmen) während Benedikt mit Recht ausser der centralen Behandlung noch den

Rückenmarks - Nervenstrom zur schnelleren Beseitigung der Anästhesien benutzt. — Von einer Behandlung der Impotenz durch die bekannte Anwendungsweise des constanten Stromes muss bei Tabetischen Abstand genommen werden, da ein Herstellen der erloschenen Potenz den Patienten vor vollständiger Genesung oder doch vor bedeutender Besserung durch mögliche Verleitung zu Ausschweifungen nur schädlich sein könnte. —

Für den mit den Gesetzen der Electrophysiologie und den Erfahrungssätzen der Electrotherapie bekannten Arzt werden die von Remak und Benedikt gegebenen Behandlungsmethoden genügen, um in jedem Falle einen geeigneten und nützlichen Gebrauch vom constanten Strome bei Behandlung Tabetischer machen zu können. In der Electrotherapie lassen sich noch weniger als bei anderen Heilmethoden schablonenartige Recepte geben, und wird der einsichtige Arzt in jedem concreten Fall sich auch ohne solche zurecht zu finden wissen. — Diejenigen Aerzte, die weder mit der Electrophysiologie noch mit der Electrotherapie bekannt sind, werden besser thun, von einer electrischen Behandlung ganz Abstand zu nehmen und sich lieber an einen Specialisten zu wenden, als durch sinnloses Electrisiren den Kranken zu schaden und ein wichtiges therapeutisches Agens in Misskredit zu bringen. —

Ueber den Werth der Kaltwasserkur stehen mir keine eigenen Beobachtungen zu Gebote. Von den 10 Fällen, bei denen dieselbe angewandt wurde, war die Wasserkur 9 Mal von günstigem Erfolge gekrönt.

Es ist also dieses Mittel bei Behandlung von Tabes jedenfalls in Betracht zu ziehen und das umsomehr, als dieselbe auch in Benedikt einen Lobredner gefunden hat. — Die Kaltwasserkur könnte in gewissen Fällen auch die Behandlung mittelst des constanten Stromes unterstützen. —

Aus Beobachtungen, die ich zu machen Gelegenheit hatte, muss ich vor Anwendung des Strychnins und der warmen Bäder, gleichgültig ob mineralhaltige oder nicht, bei Tabetischen entschieden warnen. —

Statistische Tabellen.

Erklärung der Abkürzungen:

vorh. bedeutet vorhanden; n. vorh. oder n. v. — nicht vorhanden; — bedeutet
nicht angegeben; mit Erf. — mit günstigem Erfolge; ? bedeutet entweder Zweifel
am Mitgetheilten oder die Wahrscheinlichkeit einer nicht gemachten Angabe.

A. Krankengeschichten
I) Degeneration der hinteren Rückenmarksstränge

Zahl.	Name, Geschlecht, Beschäftigung des Patienten.	Alter.	Von welchem Autor mitgetheilt.	Dauer der Krankheit.	Krankheitsursache.	Augenleiden.	Sensibilitätsstörungen in der Haut.
1.	Martinaud.	60	Cruveilhier.	19 J.	—	n. v.	—
2.	Fr. Pinaud.	52	Cruveilhier.	—	—	n. v.	vorh.
3.	Gruyer, Stickerin.	54	Cruveilhier.	7 J.	—	n. v.	vorh.
4.	Fr. Meurice.	42	Cruveilhier.	—	Rheumatismus.	n. v.	vorh.
5.	H. B. (Frau.)	—	Gull.	—	—	n. v.	n. v.
6.	Will, J.	28	Gull.	—	—	Amaurose u. Erweiterung der Pupille.	n. v.
7.	W. L.	52	Gull.	4 J.	Durchnässungen u. Strapazen.	Diplopie u. Erweiterung der Pupillen.	vorh.
8.	M. W., Literat.	38	Bourdon.	6 J.	Epilepsie,? Kummer.	Strabismus u. Erweiterung ein. Pupille.	n. v.
9.	X., Arzt.	52	Romberg u. Steinthal.	20 J.	Rheuma.	Amaurose.	n. v.
10.	Fr. P.	42	Charcot u. Vulpian.	10 J.	Rheuma.	Blindheit.	vorh.

mit Sectionsbefunden.
mit Entzündungen der Rückenmarkshäute.

Sensibilitätsstörungen der Muskeln.	Zustand der Muskelkraft.	Blasenbeschwerden.	Leiden der Geschlechtstheile.	Schmerzensäusserungen.	Bewegungsstörungen.	Todesursache.
—	—	Incontinenz.	—	—	Innervationsstörungen.	Pneumonie.
vorh.	Abnahme.	—	—	—	—	—
vorh.	—	—	—	vorh.	Ataxie u. Krämpfe.	Decubitus u. Verschwärung der Gelenke.
—	—	—	—	—	Ataxie.	Suffocation in einem asthmatischen Anfalle.
n. v.	Abnahme bis zur Lähmung.	Dysurie.	—	vorh.	Innervationsstörungen.	—
n. v.	—	n. v.	—	vorh.	Innervationsstörungen.	—
—	Abnahme.	Dysurie.	—	—	Innervationsstörungen.	—
n. v.	normal.	Incontinenz.	Impotenz.	Suboccipitalschmz.	Ataxie.	—
n. v.	Abnahme.	Lähmung der Blase.	?	vorh.	Ataxie.	Erschöpfung
Krämpfe bei passiv. Bewegungen.	Lähmungsartige Schwäche.	Incontinenz.	—	vorh.	Ataxie.	Tuberkulose

Zahl.	Name, Geschlecht, Beschäftigung des Patienten.	Alter.	Von welchem Autor mitgetheilt.	Dauer der Krankheit.	Krankheitsursache.	Augenleiden.	Sensibilitätsstörungen in der Haut.
11.	J. C., Kutscher.	33	Leyden.	mehr. J.	Rheuma.	n. v.	vorh.
12.	Carl M. Musiklehrer.	40	Leyden.	mehr. J.	Excesse in Venere.	n. v.	vorh.
13.	L. K. Maler.	38	Leyden.	mehr. J.	—	Erweiterung ein. Pupille.	vorh.
14.	L. F. Hospitalitin.	35	Leyden.	mehr. J.	—	n. v.	—
15.	N.	45	Leyden.	—	—	—	—
16.	C. W. Maurer.	42	Leyden.	17 J.	Rheuma.	n. v.	vorh.
17.	Michaud, Kärrner.	35	Oulmont.	3 J.	Syphilis.	Erweiterung der Pupillen	n. v.
18.	X. Stabsofficier	40	Horn.	13 J.	Strapazen, Syphilis.	Amplyopie u. Blindheit.	vorh.
19.	C.	49	Marius Carré.	5 J.	—	Strabismus.	—
20.	Sophie J.	47	Charcot u. Vulpian.	10 J.	—	n. v.	vorh.
21.	Louis M.	46	Topinard.	21 J.	Onanismus u. Excesse.	Gesichtsschwäche.	vorh.
22.	Frau L.	49	Charcot u. Vulpian.	10 J.	Feuchte Wohnung.	n. y.	vorh.
23.	And. Lotsch.	35	Friedreich.	20 J.	—	n. v.	n. v.
24.	Justine Süss	31	Friedreich.	15 J.	—	n. v.	vorh.
25.	Paul B.	35	Topinard.	7 J.	Syphilis.	Seheschwäche, Erweiterung d. linken Pupille.	vorh. links.
26.	Marie Q. Schneiderin.	44	Topinard.	6 J.	Cancer Uteri.	n. v.	n. v.

— 87 —

Sensibilitätsstörungen der Muskeln.	Zustand der Muskelkraft.	Blasenbeschwerden.	Leiden der Geschlechtstheile.	Schmerzensäusserungen.	Bewegungsstörungen.	Todesursache.
n. v.	Abnahme.	Dysurie.	—	vorh.	Ataxie.	Tuberkulose.
—	Abnahme.	Incontinenz.	?	vorh.	Innervationsstörungen.	Eitriger Blasenkatarrh.
—	Abnahme.	Incontinenz.	—	vorh.	Tremor.	Pleuritis u. Decubitus.
—	Parese.	—	—	vorh.	Innervationsstörungen.	Bronchitis, Dyopnoëtischer Anfall.
—	Parese.	—	—	—	—	—
—	Abnahme.	Incontinenz.	—	vorh.	Innervationsstörungen.	Gangrän in Folge von Verbrennung.
n. v.	—	—	Impotenz.	vorh.	Innervationsstörungen.	Bronchitis putrida.
—	Abnahme.	Incontinenz.	?	vorh.	Lähmung.	Blödsinn u. Tobsucht.
—	—	—	Impotenz.	—	Ataxie.	Decubitus.
vorh.	Abnahme.	—	—	vorh.	Ataxie.	Tuberkulose.
vorh.	normal.	Dysurie.	Impotenz.	vorh.	Ataxie.	Anfall von Hemiplegie.
vorh.	—	—	—	vorh.	Ataxie.	Tuberkulose.
n. v.	Abnahme.	n. v.	n. v.	—	Ataxie?	Pleuropneumonie.
vorh.	Abnahme.	—	—	vorh.	Krämpfe.	Typhus.
vorh. links.	Abnahme.	Incontinenz.	Impotenz.	vorh.	Ataxie links.	Tuberkulose.
n. v.	Abnahme.	—	—	vorh.	Ataxie.	Erschöpfung.

Zahl.	Name, Geschlecht, Beschäftigung des Patienten.	Alter.	Von welchem Autor mitgetheilt.	Dauer der Krankheit.	Krankheitsursache.	Augenleiden.	Sensibilitätsstörungen in der Haut
27.	X. Mann.	—	Topinard.	13 J.	—	Atrophie der Pupille u. Diplopie.	vorh.
28.	L.	49	Charcot u. Vulpian.	10 J.	Erschöpfg. durch Diarrhoen.	n. v.	vorh.

2) Erweichungen der hinteren Rückenmarksstränge

29.	Harve, Schreiner.	47	Marotte.	15 J.	—	n. v.	n. v.
30.	Melheim, Schneider.	48	Ollivier.	11 J.	Excesse in Venere.	vorh.	vorh.
31.	R. B.	17	Brown-Sequard.	einige Mon.	Hitziges Fieber (?)	n. v.	n. v.

3) Einfache Atrophie der

32.	Hubert.	42	Ollivier.	5 J.	Excesse in Ven. vom 13. Jahre.	n. v.	vorh.
33.	Legard.	36	Hutin.	mehr. J.	—	Blindheit.	vorh.
34.	Eine Frau.	60	Cruveilhier.	—	—	—	vorh.
35.	Ein junges Mädchen.	—	Cruveilhier.	—	—	Amaurose.	n. v.
36.	Fr. Cherpin.	52	Cruveilhier.	2 J.	Rheuma.	—	vorh.
37.	Fr. Dargès.	37	Cruveilhier.	6 J.	—	Gesichtsschwäche.	n. v.
38.	Fr. Paget.	38	Cruveilhier.	1½ J.	—	—	vorh.
39.	Fr. Pinaud.	52	Cruveilhier.	—	—	—	vorh.
40.	Amling.	44	Virchow.	8 J.	Gicht (?)	—	—
41.	Eine Nätherin.	41	Tüngel.	2 J.	—	—	—

Sensibilitätsstörungen der Muskeln.	Zustand der Muskelkraft.	Blasenbeschwerden.	Leiden der Geschlechtstheile.	Schmerzensäusserungen.	Bewegungsstörungen.	Todesursache.
n. v.	Abnahme.	—	—	—	Ataxie seit 6 Monat.	—
—	—	—	—	—	Ataxie.	Tuberkulose.

mit Entzündungserscheinungen an den Rückenmarkshäuten.

n. v.	Abnahme.	Dysurie.	—	vorh.	Innervationsstörungen.	Tuberkulose.
—	Abnahme.	Blasenlähmung.	Impotenz.	vorh.	Innervationsstörungen.	Pleuropneumonie, Cystitis
n. v.	Abnahme.	Blasenlähmung.	—	—	Contracturen.	Tuberkulose.

hinteren Rückenmarksstränge.

—	Abnahme.	Retentio urinae.	?	n. v.	Innervationsstörungen.	Pneumonie.
vorh.	Abnahme.	n. v.	—	n. v.	Ataxie.	—
vorh.	Abnahme.	—	—	—	—	—
n. v.	Abnahme.	—	—	—	Lähmung.	—
vorh.	Abnahme.	Incontinenz.	—	vorh.	Ataxie u. Innervationsstörungen.	Tuberkulose.
n. v.	Abnahme.	—	—	—	Ataxie.	Pneumonie.
—	Abnahme.	—	—	vorh.	Ataxie.	Pleuritis.
vorh.	Abnahme.	—	—	—	Lähmung.	—
—	Abnahme.	n. v.	—	—	—	Tuberkulose.
—	Abnahme.	—	—	vorh.	Paraplegie.	Tuberkulose.

Zabl.	Name, Geschlecht, Beschäftigung des Patienten.	Alter.	Von welchem Autor mitgetheilt.	Dauer der Krankheit.	Krankheitsursache.	Augenleiden.	Sensibilitätsstörungen in der Haut.
42.	Dureau, Kutscher.	38	Dumenil.	9 J.	—	Amaurose.	vorh.
43.	Pothel, Briefträger.	55	Trousseau.	13 J.	Rheuma u. Strapazen.	n. v.	vorh.
44.	Z.	45	Leyden.	mehr. J.	—	Gesichtsschw., Ptosis, Pupillenerweiterung.	n. v.
45.	F. W. Schneider.	49	Leyden.	16 J.	Rheuma.	n. v.	vorh.
46.	Eine Frau.	53	Hardy.	2 J.	—	—	n. v.
47.	F. Martin.	42	Fredault.	7 J.	Kohlenoxydvergiftung.	Diplopie.	vorh.
48.	Eine Frau.	47	Luys.	3 J.	—	—	vorh.
49.	Fr. Lakelise.	51	Laborde.	9 J.	—	n. v.	vorh.
50.	S. Süss.	28	Friedreich.	11 J.	—	—	n. v.
51.	Eine Frau.	43	Cornil	2½ J.	MalumPotti.	n. v.	vorh.
52.	Spittel.	49	Schützenberger.	8 J.	Rheuma.	n. v.	vorh.
53.	N. N.	—	Vigla.	—	—	n. v.	—
54.	Fr. T. A. J.	59	Topinard.	25 J.	Schnell aufeinanderfolgende Geburten.	Amblyopie, Pupillenerweiterung.	vorh.

4) Erweichung der hinteren Rückenmarksstränge,

55.	J. C.	44	Stanley.	3 J.	—	—	n. v.
56.	Ein Mann.	42	Abercoombie.	1 J.	—	—	vorh.
57.	Ein Mann.	45	Dujardin-Beaumetz.	—	—	—	—
58.	Eine Frau.	40	Genest.	6 Woch.	Trauma.	n. v.	n. v.

Sensibili-tätsstö-rungen der Muskeln.	Zustand der Muskelkraft.	Blasen-beschwerden	Leiden der Ge-schlechts-theile.	Schmerzens-äusserungen.	Bewegungs-störungen.	Todesursache.
n. v.	Abnahme.	—	Impo-tenz.	vorh.	Innerva-tions-störungen.	Tuberkulose.
vorh.	normal.	n. v.	Impo-tenz.	vorh.	Ataxie.	Tuberkulose.
n. v.	—	Inconti-nenz.	—	vorh.	Ataxie.	Wahnsinn.
—	Abnahme.	vorh.	—	vorh.	—	Verjauchung des Unter-schenkels.
—	Abnahme.	vorh.	—	—	Lähmung.	—
vorh.	—	—	—	—	Ataxie (?)	Tuberkulose.
—	Abnahme.	—	—	vorh.	Ataxie.	Diarrhoe.
—	—	—	vorh.	vorh.	Ataxie.	Tuberkulose.
—	normal.	n. v.	n. v.	vorh.	Ataxie.	Typhus.
vorh.	Abnahme.	—	—	—	Contrac-turen.	—
—	Abnahme.	Retentio urinae.	—	n. v.	Ataxie.	Cystitis.
—	—	—	—	—	Ataxie.	Tuberkulose.
vorh.	Abnahme.	—	—	vorh.	Ataxie.	Muskel-vereiterung.

ohne Betheiligung der Häute.

n. v.	Abnahme.	Inconti-nenz.	—	—	—	—
n. v.	Abnahme.	Dysurie.	—	vorh.	Lähmung.	—
—	Abnahme.	—	—	—	Ataxie.	—
n. v.	Abnahme.	—	—	—	Contrac-turen.	—

Zahl.	Name, Geschlecht, Beschäftigung des Patienten.	Alter.	Von welchem Autor mitgetheilt.	Dauer der Krankheit.	Krankheitsursache.	Augenleiden.	Sensibilitätsstörungen in der Haut.
59.	N. N.	—	Serres.	2 Mon.	—	—	n. v.
60.	M. N.	—	Malle.	—	—	—	n. v.
61.	R. H. Seemann.	—	Budd.	—	—	—	n. v.
62.	W. H. G.	36	J. Webster.	—	Epilepsie (?)	—	n. v.
63.	F. F.	—	Mac-Naughton.	2 J.	Hitziges Fieber.	—	vorh.
64.	Ein Mann.	—	Topham.	—	—	—	—
65.	C.	63	Luys.	—	—	—	vorh.
66.	Eugen D. Posamentier	42	Topinard.	8 J.	Gemüthsbewegung.	n. v.	vorh.
67.	Ein Mann.	54	Thudichum u. L. Clarke.	5 J.	Trauma.	n. v.	n. v.

5) Degeneration der
in Folge von Ge

68.	Ein Mann.	—	Henrioz u. Bouillaud.	—	Krebs d. Wirbelsäule.	vorh.	n. v.
69.	G.	14	Brown-Sequard.	—	Meiningealtuberculose.	—	—
70.	Fr. Chazeau.	44	Landry.	4 J.	Hysterie.	vorh.	vorh.
71.	W. P.	41	Gull.	—	Fibröse Geschwulst d. Arachnoïdea	—	vorh.

Sensibili- tätsstö- rungen der Muskeln.	Zustand der Muskelkraft.	Blasen- beschwerden.	Leiden der Ge- schlechts- theile.	Schmerzens- äusserungen.	Bewegungs- störungen.	Todesursache.
n. v.	Abnahme.	—	—	—	Paraplegie.	—
n. v.	Abnahme.	—	—	—	Lähmung.	—
n. v.	Abnahme.	—	—	vorh.	Lähmung.	—
—	Abnahme.	—	—	vorh.	Ataxie.	—
—	Abnahme.	—	—	—	Lähmung.	—
—	Abnahme.	—	—	—	Lähmung.	Bronchitis acuta.
—	Abnahme.	—	—	—	Ataxie.	Erysipelas.
vorh.	Abnahme.	Dysurie.	Sperma- torrhoe.	—	Ataxie.	Nephritis purulenta.
n. v.	Abnahme.	—	—	—	Paralyse.	Lähmung d. respiratori- schen Mus- keln.

hinteren Rückenmarksstränge
schwülsten im Wirhelkanale.

n. v.	Abnahme.	—	—	vorh.	Lähmung.	Erschöpfung.
—	Abnahme.	—	—	—	Contrac- turen.	Meningitis tuberculora.
—	Abnahme.	Inconti- nenz.	—	vorh.	Ataxie.	Tuberkulose.
—	Abnahme.	vorh.	—	vorh.	Innerva- tions- störungen.	Pneumonie.

B. Krankengeschichten

Zahl.	Name, Geschlecht, Beschäftigung des Patienten.	Alter.	Von welchem Autor mitgetheilt.	Dauer der Krankheit.	Krankheitsursache.	Augenleiden.	Sensibilitätsstörungen in der Haut
72.	Lebigue, Knecht.	38	Hutin.	12 J.	—	n. v.	vorh.
73.	Ein Mann.	—	Bourdon.	—	Trunksucht (?)	Strabismus u. Ptosis.	vorh.
74.	X.	48	Duchenne.	23 J.	Rheuma.	Diplopie u. Strabismus.	vorh.
75.	X.	28	Duchenne.	3 J.	Excesse in Venere.	Diplopie.	vorh.
76.	X. Sprachlehrer	50	Duchenne.	7 J.	—	Blindheit.	vorh.
77.	M. X.	40	Duchenne.	13 J.	Rheuma.	Diplopie u. Gesichtsschwäche.	vorh.
78.	M. X.	—	Duchenne.	3 J.	—	—	vorh.
79.	Garcin, Hausirer.	42	Duchenne.	8 J.	Syphilis.	Diplopie u. Gesichtsschwäche.	—
80.	Ein Mann.	—	Duchenne.	—	—	—	n. v.
81.	Prinz Z.	—	Duchenne.	8 J.	—	—	n. v.
82.	Eine Frau.	—	Duchenne.	22 J.	—	Amaurose.	n. v.
83.	Demay, Maler.	28	Duchenne.	2 J.	Syphilis.	Strabismus.	vorh.
84.	M. X. Commis.	—	Duchenne.	1 J.	—	Diplopie.	n. v.
85.	X.	—	Duchenne.	8 J.	—	Diplopie.	—
86.	Ducat, Conditor.	30	Duchenne.	4 J.	Syphilis.	Strabismus Gesichtsschwäche.	n. v.
87.	M. E.	—	Duchenne.	mehr J.	—	Diplopie.	vorh.
88.	Ein Mann.	39	Steinthal.	4 J.	Excesse (?) u. Trauma.	—	—

ohne Sectionsbefund.

Sensibili-tätsstö-rungen der Muskeln.	Zustand der Muskelkraft.	Blasen-beschwerden.	Leiden der Ge-schlechts-theile.	Schmerzens-äusserungen.	Bewegungs-störungen.	Behandlung.
vorh.	Abnahme.	—	—	vorh.	Krämpfe.	—
—	normal.	Inconti-nenz.	—	—	Ataxie.	—
vorh.	normal.	Inconti-nenz.	Impo-tenz.	vorh.	Ataxie.	—
—	normal.	—	Impo-tenz.	n. v.	Ataxie.	—
—	normal.	—	—	vorh.	Ataxie.	—
—	—	—	—	vorh.	Innerva-tions-störungen.	—
vorh.	—	—	—	vorh.	Vertigo.	—
—	—	—	—	vorh.	Reitbahn-gang u. Ataxie.	—
n. v.	—	—	—	vorh.	Innerva-tionsstörun-gen u. Ataxie.	—
n. v.	—	—	—	—	Ataxie.	—
vorh.	—	—	—	vorh.	Ataxie.	—
—	normal.	—	—	vorh.	Ataxie.	—
n. v.	—	—	—	vorh.	Ataxie.	—
—	normal.	—	—	vorh.	Ataxie.	—
—	—	—	—	vorh.	Ataxie u. Contrac-turen.	—
—	normal.	—	—	vorh.	Ataxie.	—
—	—	Dysurie.	Impo-tenz.	vorh.	Innerva-tions-störungen.	—

Zahl.	Name, Geschlecht, Beschäftigung des Patienten.	Alter.	Von welchem Autor mitgetheilt.	Dauer der Krankheit.	Krankheitsursache.	Augenleiden.	Sensibilitätsstörungen in der Haut.
89.	E.	48	Eisenmann.	15 J.	Rheuma.	Erweiterung e. Pupille, Gesichtsschwäche.	vorh.
90.	Ein Mann.	60	Eisenmann.	30 J.	Excesse, Strapazen, Rheuma.	Diplopie.	n. v.
91.	Rivière, Factor.	50	Teissier.	3 J.	—	Amaurose.	—
92.	M. de B.	45	Teissier.	4 J.	Excesse u. Syphilis.	n. v.	vorh.
93.	X.	36	Teissier.	2 J.	—	Diplopie.	n. v.
94.	Reymond.	63	Teissier.	10 Mon.	—	n. v.	n. v.
95.	X. Färber.	30	Teissier.	3 Mon.	—	n. v.	n. v.
96.	D.	26	Teissier.	1½ Mon.	Trunksucht.	n. v.	n. v.
97.	X. Bleiarbeiter.	24	Teissier.	3 Mon.	—	Gesichtsschwäche, Pupillenerweiterung.	vorh.
98.	H. K. ein Mann.	41	Teissier.	3 J.	—	Gesichtsschwäche, Mydriasis.	vorh.
99.	Ein Diener.	37	Teissier.	3 J.	—	Diplopie.	vorh.
100.	Ein Mann.	31	Bourguignon.	—	Erschöpfung durch Abscesse.	Diplopie u. Strabismus.	vorh.

Sensibilitätsstörungen der Muskeln.	Zustand der Muskelkraft.	Blasenbeschwerden.	Leiden der Geschlechtstheile.	Schmerzensäusserungen.	Bewegungsstörungen.	Behandlung.
vorh.	—	vorh.	—	vorh.	Ataxie.	—
n. v.	Abnahme.	Blasenkatarrh.	Priapismus.	vorh.	Innervationsstörungen.	—
—	—	Dysurie.	Impotenz.	vorh.	Innervationsstörungen.	—
n. v.	normal.	—	—	vorh.	Innervationsstörungen.	—
n. v.	—	Dysurie.	—	vorh.	Innervationsstörungen, Reitbahngang.	—
—	normal.	Anorexie.	—	vorh.	Innervationsstörungen.	—
—	normal.	—	—	—	Innervationsstörungen.	Kaltwasserkur mit Erfolg.
n. v.	normal.	n. v.	n. v.	—	Ataxie.	Kaltwasserkur m. Erfolg.
—	Abnahme.	—	—	—	Ataxie.	—
—	normal.	Incontinenz.	Impotenz.	vorh.	Innervationsstörungen.	Kaltwasserkur m. Erfolg.
—	normal.	Dysurie.	—	vorh.	Innervationsstörungen.	Kaltwasserkur m. Erfolg.
vorh.	Abnahme.	Incontinenz.	—	vorh.	Lähmung.	Kaltwasserkur m. Erfolg.

Zahl.	Name, Ge-schlecht, Beschäftigung des Patienten.	Alter.	Von welchem Autor mitgetheilt.	Dauer der Krankheit.	Krankheits-ursache.	Augenleiden.	Sensibili-tätsstö-rungen in der Haut
101.	Karl D. Glaser.	27	Wunderlich.	2 J.	Verschwin-den d. Fuss-schweisse (?)	—	n. v.
102.	August G. Handarbeit.	49	Wunderlich.	2 J.	Pollutionen.	—	vorh.
103.	August N. Schneider.	35	Wunderlich.	6 Mon.	Pollutionen.	Verengerung d. Pupillen.	n. v.
104.	M.	32	Wunderlich.	1 J.	Rheuma.	—	—
105.	M.	45	Wunderlich.	3 Mon.	Strapazen u. Rheuma.	—	vorh.
106.	M.	48	Wunderlich.	8 J.	—	—	—
107.	M.	45	Wunderlich.	—	—	—	vorh.
108.	Fr. H.	44	Eisenmann.	11 J.	HäufigeEnt-bindungen.	Amaurose.	vorh.
109.	Jeanne R.	52	Charcot u. Vulpian.	17 J.	Rheuma.	Strabismus u.Amaurose.	vorh.
110.	Margueritte W.	37	Charcot u. Vulpian.	6 J.	Gemüthsbe-wegung.	Blindheit, Pupillen-erweiterung.	vorh.
111.	Wittwe Meudel.	57	Charcot u. Vulpian.	6 J.	Kummer u. Rheuma.	—	vorh.
112.	Marie L.	56	Charcot u. Vulpian.	3 J.	Rheuma.	—	vorh.
113.	Rose M.	46	Charcot u. Vulpian.	15 J.	Rheuma.	Diplopie.	vorh.
114.	Cathérine C.	39	Duguet.	4 J.	Heftige Me-trorrhagien.	Blindheit.	vorh.
115.	Henry S. Schneider.	46	Topinard.	16 J.	Syphilis, Pollutionen.	Diplopie u. Pupillen-erweiterung.	vorh.

Sensibilitätsstörungen der Muskeln.	Zustand der Muskelkraft.	Blasenbeschwerden.	Leiden der Geschlechtstheile.	Schmerzensäusserungen.	Bewegungsstörungen.	Behandlung.
—	normal.	Incontineuz.	—	—	Innervationsstörungen.	Arg. nitr. Bäder m. Erfolg.
—	Abnahme.	n. v.	Impotenz.	vorh.	Innervationsstörungen.	Arg. nitr. m. Erfolg.
—	Abnahme.	Dysurie.	Impotenz.	vorh.	Innervationsstörungen.	Arg. nitr. mit Erf.
—	—	—	—	—	Ataxie.	Arg. nitr. ohne Etfolg.
—	—	—	—	—	Ataxie.	Arg. nitr. ohne Erfolg.
—	—	Dysurie.	Impotenz.	vorh.	Ataxie.	Arg. nitr. mit Erf. (?)
—	Abnahme.	—	Spermatorrhoe.	vorh.	—	Arg. nitr. mit Erf.
—	—	—	—	—	Innervationsstörungen.	Arg. nitr. mit Erf.
vorh.	Abnahme.	—	—	vorh.	Innervationsstörungen.	Arg. nitr. mit Erf.?
vorh.	Abnahme.	—	Amenorrhoe.	vorh.	Innervationsstörungen.	Arg. nitr. mit Erf.?
vorh.	normal.	vorh.	—	vorh.	Ataxie.	Arg. nitr. m. Erf.
vorh.	Abnahme.	Dysurie.	—	vorh.	Innervationsstörungen.	Arg. nitr. m. Erf.
vorh.	—	Dysurie.	—	vorh.	Innervationsstörungen.	Arg. nitr. m. Erf.
vorh.	Abnahme.	vorh.	—	—	Epileptische Krämpfe.	Arg. nitr. mit Erf.
vorh.	—	Incontinenz.	Impotenz.	vorh.	Innervationsstörungen.	Arg. nitr. ohne Erf.

7*

— 100 —

Zahl.	Name, Geschlecht, Beschäftigung des Patienten.	Alter.	Von welchem Autor mitgetheilt.	Dauer der Krankheit.	Krankheitsursache.	Augenleiden.	Sensibilitätsstörungen in der Haut.
116.	M.,Handelsreisender.	57	Topinard.	4 J.	Strapazen u. Rheuma.	Diplopie u. Seheschwäche.	vorh.
117.	Emil W.	51	Topinard.	22 J.	Excesse, Syphilis.	Blindheit.	vorh.
118.	Louis D.	37	Topinard.	8 J.	Excesse.	Diplopie, Blindheit.	vorh.
119.	L.	52	Topinard.	23 J.	—	n. v.	vorh.
120.	Nicolaus J.	48	Topinard.	5 J.	Excesse in Ven.	—	vorh.
121.	Marie G. Nähterin.	46	Topinard.	12 J.	Gemüthsaffecte.	Seheschwäche.	vorh.
122.	Paul B.	41	Topinard.	3 J.	Rheuma.	Strabismus Erweiterung der linken Pupille, Sehschwäche links.	vorh.
123.	M.	39	Topinard.	5 J.	Rheuma.	Strabismus.	vorh.
124.	Louise B. Schneiderin.	57	Topinard.	15 J.	Strapazen, Syphilis.	n. v.	vorh.
125.	Joseph V. Schneider.	58	Topinard.	7 J.	Syphilis u. Excesse.	n. v.	vorh.
126.	C. Lehrer.	57	Topinard.	3 J.	Rheuma.	n. v.	vorh.
127.	Rosalie L.	33	Topinard.	1 J.	Gemüthsaffecte.	n. v.	vorh.
128.	C. L. Buchhändler	53	Topinard.	18 J.	Rheuma.	n. v.	n. v.
129.	C. Müller.	39	Topinard.	7 J.	Syphilis.	n. v.	n. v.

Sensibilitätsstörungen der Muskeln.	Zustand der Muskelkraft.	Blasenbeschwerden.	Leiden der Geschlechtstheile.	Schmerzensäusserungen.	Bewegungsstörungen.	Behandlung.
n. v.	Abnahme.	Incontinenz.	Impotenz.	vorh.	Innervationsstörungen.	Arg. nitr. ohne Erf.
n. v.	Abnahme.	n. vorh.	Impotenz.	vorh.	Innervationsstörungen.	Arg. nitr. ohne Erf.
vorh.	Abnahme.	Dysurie.	Impotenz.	vorh.	Ataxie.	Arg. nitr. ohne Erf.
vorh.	—	n. v.	n. v.	vorh.	Ataxie.	Schwefelbäder ohne Erf.
vorh.	Abnahme.	—	Impotenz.	vorh.	Ataxie.	Arg. nit. ohne Erf.
n. v.	Abnahme.	Dysurie.	—	vorh.	Innervationsstörungen.	Arg. nitr. ohne Erf.
—	Abnahme links.	Dysurie.	Impotenz.	vorh.	Ataxie.	Arg. nitr. ohne Erf.
vorh.	Abnahme.	Incontinenz.	Impotenz.	vorh.	Ataxie.	Schwefelbäder ohne Erf.
vorh.	Abnahme.	—	—	—	Ataxie.	Arg. nit. ohne Erf.
vorh.	—	Dysurie.	Impotenz.	vorh.	Ataxie.	Nux vom. ohne Erf.
n. v.	Abnahme.	Dysurie.	Impotenz.	vorh.	Innervationsstörungen.	Schwefelbäder u. Electricität ohne Erf.
vorh.	Abnahme.	n. v.	—	n. v.	Innervationsstörungen.	Arg. nitr.
n. v.	normal.	n. v.	—	vorh.	Innervationsstörungen.	Arg. nitr.
vorh.	normal.	n. v.	n. v.	vorh.	Innervationsstörungen.	Belladonna mit Erf.

Zahl.	Name, Geschlecht, Beschäftigung des Patienten.	Alter.	Von welchem Autor mitgetheilt.	Dauer der Krankheit.	Krankheitsursache.	Augenleiden.	Sensibilitätsstörungen der Haut.
130.	Jean L. Diener.	35	Topinard.	6 J.	Hämorrhagien u. Trauma.	n. v.	—
131.	T. J. B. Handelsreisender.	39	Topinard.	4 J.	Syphilis u. Excesse.	n. v.	vorh.
132.	B., Steuerbeamter.	48	Topinard.	12 J.	Onanismus u. Syphilis.	Diplopie u. Seheschwäche.	vorh.
133.	Frau C. A.	33	Topinard.	8 J.	Häufige Geburten.	Diplopie.	n. v.
134.	Jean L. Drechsler.	49	Topinard.	7 J.	Onanismus, Ueberanstrengung b. der Arbeit.	Blindheit.	vorh.
135.	Michel W. Sculpteur.	45	Topinard.	7 J.	Onanismus, Excesse.	n. v.	vorh.
136.	Louis B.	47	Topinard.	4 J.	Syphilis u. Rheuma.	Seheschwäche.	vorh.
137.	C. B. Heizer.	52	Topinard.	3 Mon.	Rheuma.	Erweiterung d. rechten Pupille.	n. v.
138.	D. Schneider.	—	Topinard.	6 J.	Rheuma.	Diplopie.	vorh.
139.	M. L.	—	Topinard.	1 J.	—	Diplopie.	vorh.
140.	Louis G.	49	Topinard.	2 J.	Onanismus, Rheuma.	Verenger. der Pupille.	vorh.
141.	C.	53	Topinard.	5 J.	—	Seheschwäche.	vorh.
142.	M.	47	Herschell.	5 Mon.	—	Amblyopie.	vorh.
143.	M.	30	Beau.	8 Mon.	—	Amblyopie.	vorh.

Sensibilitätsstörungen der Muskeln.	Zustand der Muskelkraft.	Blasenbeschwerden.	Leiden der Geschlechtstheile.	Schmerzensäusserungen.	Bewegungsstörungen.	Behandlung.
—	—	n. v.	n. v.	vorh.	Innervationsstörungen.	Secale cornutum.
n. v.	Abnahme.	vorh.	vorh.	vorh.	Innervationsstörungen.	—
vorh.	Abnahme.	Incontinenz.	Impotenz.	vorh.	Ataxie.	Schwefelbäder mit Erf.
n. v.	Abnahme.	—	—	vorh.	Ataxie convulsive.	Arg. nitr. Verschlimmerung.
vorh.	Abnahme.	Incontinenz.	Impotenz.	vorh.	Innervationsstörungen.	Cyankali mit Erf.
vorh.	Abnahme.	Incontinenz.	Impotenz.	vorh.	Ataxie.	Arg. nitr. ohne Erf.
vorh.	Abnahme.	n. v.	Impotenz.	vorh.	Innervationsstörungen.	Schwefelbäder ohne Erf.
n. v.	Abnahme rechts.	n. v.	n. v.	vorh.	Ataxie rechts.	Schwefelbäder u. China mit Erf.
vorh.	normal.	Dysurie.	Impotenz.	n. v.	Ataxie u. Innervationsstörungen.	Heilung bis auf Ataxie durch hygicinische Mittel.
vorh.	Abnahme.	Incontinenz.	Spermatorrhoe.	vorh.	Innervationsstörungen.	—
vorh.	Abnahme.	• —	—	vorh.	Ataxie.	Hydrotherapie mit Erf.
vorh.	Abnahme.	Incontinenz.	Impotenz.	—	Ataxie.	Hydrotherapie mit Erf.
—	—	—	Impotenz.	vorh.	Ataxie.	Arg. nitr. mit Erf.
—	—	—	—	vorh.	Ataxie.	Arg. nitr. mit Erf.

— 104 —

Zahl.	Name, Geschlecht, Beschäftigung des Patienten.	Alter.	Von welchem Autor mitgetheilt.	Dauer der Krankheit.	Krankheitsursache.	Augenleiden.	Sensibilitätsstörungen in der Haut.
144.	M.	31	Vidal.	4 J.	—	Seheschwäche	vorh.
145.	X. Portier.	38	Duchenne fils.	7 J.	—	Diplopie.	vorh.
146.	M.	47	Charcot.	—	—	—	—
147.	X. Bäcker.	29	Remak.	1 J.	—	n. v.	vorh.
148.	W. Schiffseigenthümer	—	Remak.	1 J.	—	Erweiterung der linken Pupille.	vorh.
149.	X. Schmied.	40	Remak.	3 J.	Erkältung, Anstreng.	Erweiterung einer Pupille	vorh.
150.	X.	40	Remak.	7 J.	—	n. v.	vorh.
151.	Ein Mann.	40	Remak.	7 J.	Erschöpfg. durch eine Lymphfistel.	Ptosis.	vorh.
152.	X. ein Schneid.	45	Remak.	mehr. J.	—	vorh.	vorh.
153.	Ein Mann.	60	Remak.	1 J.?	—	Verengerung der Pupillen.	vorh.
154.	N. N.	—	Roth.	2 J.	—	Erweitrg. d. Pupille u. Gesichtsschwäche.	vorh.
155—159.	5 Patienten.	—	Roth.	—	—	n. v.	—
160.	Frau H.	75	Charles Isnard.	3 J.	—	Amblyopie, Diplopie.	vorh.
161.	Ein Arbeiter	35	Charles Taylor.	11 J.	Rheuma.	n. v.	vorh.

— 105 —

Sensibilitätsstörungen der Muskeln.	Zustand der Muskelkraft.	Blasenbeschwerden.	Leiden der Geschlechtstheile.	Schmerzensäusserungen.	Bewegungsstörungen.	Behandlung.
vorh.	—	Incontinenz.	Impotenz.	vorh.	Innervationsstörungen.	Hydropterapie u. Arg. nitr. mit Erf.
—	—	—	—	—	Ataxie.	Arg. nitr. mit Erf.
—	--	—	—	vorh.	Ataxie.	Arg. nitr. mit Erf.
—	Abnahme.	vorh.	Impotenz.	vorh.	Innervationsstörungen.	Const. Strom mit Erf.
—	Abnahme.	n. v.	Impotenz.	vorh.	Ataxie.	Const. Strom mit Erf.
—	Abnahme.	n. v.	Impotenz.	vorh.	Innervationsstörungen.	Const. Strom mit Erf.
—	Abnahme.	vorh.	—	vorh.	Innervationsstörungen.	Const. Strom mit Erf.
vorh.	Abnahme.	—	—	vorh.	Innervationsstörungen.	Const. Strom mit Erf.
vorh.	Abnahme.	—	Impotenz.	vorh.	Lähmung.	Const. Strom mit Erf.
vorh.	Abnahme.	—	Impotenz.	vorh.	—	Const. Strom mit Erf.
n. v.	Abnahme.	—	—	vorh.	Ataxie.	Mineralwasser mit Erf.
vorh.	—	vorh.	—	n. v.	Ataxie.	Wiesbaden b. 4 Pat. m. Erf.
vorh.	normal.	n. v.	—	vorh.	Ataxie.	—
vorh.	—	Dysurie.	—	n. v.	Ataxie.	Seebäder, Belladonna mit Erf.

Zahl.	Name, Geschlecht, Beschäftigung des Patienten.	Alter.	Von welchem Autor mitgetheilt.	Dauer der Krankheit.	Krankheitsursache.	Augenleiden.	Sensibilitätsstörungen in der Haut
162.	N. N.	—	Brown-Sequard.	11 J.	Apoplexie im Rückenmarke.	—	vorh.
163.	Ein Mann.	53	Vernay.	4 J.	Gemüthsaffecte.	Diplopie, Gesichtsschwäche.	vorh.
164.	Ein Mann.	62	Lecoq.	2 J.	Trauma.	n. v.	n. v.
165.	X. Gärtner.	44	Lecoq.	24 J.	—	Gesichtsschwäche.	—
166.	W. Macpherson	33	Bennet.	2 Mon.	—	n. v.	vorh.
167.	B. Robertson.	42	Bennet.	4 Mon.	—	—	vorh.
168.	M. Saulsen.	52	Bennet.	2 J.	—	n. v.	n. v.
169.	D.	42	Beaumetz.	7 J.	—	Strabismus.	vorh.
170.	Ein Mann.	30	Foucard.	4 J.	—	Amblyopie, Strabismus.	vorh.
171.	Ein Mann.	30	Beaumetz.	2 J.	—	Amblyopie.	vorh.
172.	F. Marketenderin.	32	Marius Carré.	4 J.	Strapazen u. Gemüthsbewegungen	Blindheit.	vorh.
173.	Ein Mann.	45	M. Carré.	1 J.	—	n. v.	vorh.
174.	Eine Frau.	26	M. Carré.	4 J.	Erblichkeit.	Diplopie u. Gesichtsschwäche.	n. v.
175.	M.	44	M. Carré.	12 J.	—	Diplopie, Gesichtsschwäche.	vorh.

Sensibilitätsstörungen der Muskeln.	Zustand der Muskelkraft.	Blasenbeschwerden.	Leiden der Geschlechtstheile.	Schmerzensäusserungen.	Bewegungsstörungen.	Behandlung.
vorh.	Abnahme.	—	—	—	Ataxie.	—
n. v.	normal.	n. v.	Impotenz.	vorh.	Innervationsstörungen u. Ataxie.	—
n. v.	Abnahme.	—	—	n. v.	Innervationsstörungen.	—
—	—	—	—	vorh.	Innervationsstörungen.	Faradisation ohne Erf.
—	Abnahme.	—	—	vorh.	Innervationsstörungen.	Aloe u. Crotonöl mit Erf.
—	Abnahme.	—	—	vorh.	Innervationsstörungen.	—
n. v.	Abnahme.	vorh.	—	vorh.	Innervationsstörungen.	—
n. v.	normal.	Incontinenz.	Impotenz.	vorh.	Ataxie.	Schwefelbäder mit Erf.
—	—	Dysurie.	—	vorh.	Ataxie u. Contracturen.	—
n. v.	normal.	—	—	vorh.	Ataxie.	—
n. v.	—	—	—	vorh.	Ataxie.	Schwefelbäder, Electricität, Douchen ohne Erf.
n. v.	—	vorh.	vorh.	vorh.	Ataxie.	—
n. v.	—	—	Impotenz.	vorh.	Ataxie.	Arg. nitr. mit Erf.
n. v.	Abnahme.	Dysurie.	—	vorh.	Ataxie.	—

Zahl.	Name, Geschlecht, Beschäftigung des Patienten.	Alter.	Von welchem Autor mitgetheilt.	Dauer der Krankheit.	Krankheitsursache.	Augenleiden.	Sensibilitätsstörungen in der Haut
176.	François D.	40	M. Carré.	6 J.	—	Amaurose.	vorh.
177.	Emilie F.	19	M. Carré.	einige Mon.	—	Diplopie, zeitweise Blindheit.	vorh.
178.	P. Sergeant de ville.	39	Foucard.	1½ J.	--	Diplopie.	vorh.
179.	X. Apotheker.	46	Duchenne fils.	10 J.	—	Seheschwäche, Erweiterung der Pupille.	vorh.
180.	Ein Mann.	50	Ortet.	6 J.	Fièv. cérébr.	Amaurose.	—
181.	Eine Frau.	46	Ortet.	11 J.	—	n. v.	vorh.
182.	Charlotte Lotsch.	35	Friedreich.	18 J.	Erblichkeit.	—	n. v.
183.	F. Süss.	24	Friedreich.	15 J.	Erblichkeit.	n. v.	n. v.
184.	Lisette Süss.	36	Friedreich.	21 J.	Erblichkeit.	—	n. v.
185.	Reine.	42	Landry.	5 J.	—	Gesichtsschwäche.	n. v.
186.	Ein Mann.	58	Dujardin Beaumetz.	5 J.	—	Gesichtsschwäche.	vorh.
187.	Ein Mann.	38	Izaret.	4 J.	Rheuma.	n. v.	n. v.
188.	Ein Mann.	37	Bourillon.	11 J.	—	Amblyopie.	vorh.
189.	X. Arzt.	55	Landry.	4 J.?	Spermatorrhoe.	Gesichtsschwäche.	vorh.
190.	M.	46	Dujardin u. Beaumetz.	—	—	Diplopie u. Amblyopie.	vorh.
191.	X. Kaufmann.	50	Baillarger.	4 J.	—	Diplopie, Amaurose.	—
192.	Eduard L.	21	Topinard.	3 J.	Onanismus u. Excesse.	Strabismus.	n. v.
193.	F.	29	Leyden.	9 J.	Excesse.	Diplopie.	vorh.
194.	F. A. M.	63	Leyden.	5 J.	Rheuma?	Diplopie. Pupillenerweiterung.	vorh.

Sensibilitätsstörungen der Muskeln.	Zustand der Muskelkraft.	Blasenbeschwerden.	Leiden der Geschlechtstheile.	Schmerzensäusserungen.	Bewegungsstörungen.	Behandlung.
—	normal.	vorh.	—	vorh.	Ataxie.	—
—	Abnahme.	—	—	—	Ataxie.	—
—	Abnahme.	Retentio urinae.	—	vorh.	Ataxie.	—
—	—	—	Impotenz.	vorh.	Ataxie.	Kaltwasserkur mit Erf.
—	—	—	—·	vorh.	Ataxie?	—
vorh.	—	—	—	vorh.	Ataxie.	Arg.nitr. m.E.
n. v.	Abnahme.	—	—	—	Ataxie.	—
n. v.	normal.	—	Impot.	—	Ataxie.	Kaltwasserkur ohne Erf.
n. v.	Abnahme.	—	—	vorh.	Ataxie.	—
n. v.	—	—	—	vorh.	Ataxie.	—
—	—	Dysurie.	Impotenz.	vorh.	Ataxie.	—
n. v.	normal.	—	—	—	Ataxie.	—
vorh.	—	Enuresis.	Impotenz.	vorh.	Ataxie.	Arg. nitr. ohne Erf.
vorh.	Abnahme.	—	Spermatorrhoe.	—	Ataxie.	—
vorh.	—	—	Impotenz.	vorh.	Ataxie.	—
—	Abnahme.	—	—	vorh.	Krämpfe.	—
n. v.	normal.	n. v.	n. v.	—	Lähmung.	—
—	Abnahme.	Ischurie.	Impotenz.	vorh.	Innervationsstörungen.	—
—	normal.	Enuresis.	—	vorh.	Innervationsstörungen.	—

Zahl.	Name, Geschlecht, Beschäftigung des Patienten.	Alter.	Von welchem Autor mitgetheilt.	Dauer der Krankheit.	Krankheitsursache.	Augenleiden.	Sensibilitätsstörungen i der Haut
195.	L. A. M.	50	Leyden.	4 J.	Rheuma?	Diplopie.	vorh.
196.	M.	41	Leyden.	einig. Jahre	Rheuma?	Gesichtsschwäche.	vorh.
197.	B. Maschinenbauer.	45	Leyden.	4 J.	—	Diplopie.	vorh.
198.	M.	40	Leyden.	6 J.	Rheuma?	Diplopie.	vorh.
199.	Lina H.	27	Leyden.	13´J.	Rheuma.	Diplopie.	vorh.
200.	D.	32	Topinard.	10 J.	Excesse, Trauma?	Amblyopie.	vorh.
201.	Arsène D.	37	Topinard.	—	Trunksucht.	Pupillenerweiterung.	vorh.
202.	X.	40	Baillarger.	15 J.	—	—	vorh.
203.	Louis H.	39	Trousseau.	2 J.	—	Gesichtsschwäche.	vorh.

Sensibilitätsstörungen der Muskeln.	Zustand der Muskelkraft.	Blasenbeschwerden.	Leiden der Geschlechtstheile.	Schmerzensäusserungen.	Bewegungsstörungen.	Behandlung.
—	Abnahme.	Incontinenz.	—	vorh.	—	—
—	Abnahme.	Incontinenz.	Impotenz.	vorh.	Innervationsstörungen.	—
—	Abnahme.	Enuresis.	Impotenz.	vorh.	Ataxie u. Innervationsstörungen.	—
vorh.	Abnahme.	Enuresis.	—	vorh.	Ataxie.	—
vorh.	Abnahme.	Incontinenz.	—	vorh.	Krämpfe.	—
—	Abnahme.	—	Impotenz.	vorh.	Innervationsstörungen.	—
—	Abnahme.	Dysurie.	—	vorh.	Ataxie.	—
—	Abnahme.	vorh.	—	vorh.	Innervationsstörungen.	—
—	Abnahme.	vorh.	—	vorh.	—	—

Aufführung der Schriften,

in welchen die angeführten Krankengeschichten mitgetheilt wurden.

Abercombie. — Diseases of the Brain and spinal Cord. Edinburgh, 1836.

Baillarger. — Arch. de mal. mental. 1861.

Beau. — Bull. de thérap. 1863.

Beaumetz. — (Thèse de Paris). De l'ataxie locomotrice. 1861.

Bennet. — Principles and practice of médecine. Edingburgh, 1859.

Bourdon. — Archives gén. de médecine. 1861, 1862.

Bourillon. — Physiologie du cervelet (Thèse de Paris), 1861.

Brown - Sequard. — Physiology and pathology of the central nervous system, 1860.

Budd. — Med. chir. transact. London, 1839.

Carré (Marius), — De l'ataxie locomotrice. (Thèse de Paris), 1862.

Charcot et Vulpian. — Gazette hebd. 1862. Bull de therap. Paris, 1862.

Clarke (Lockhart). — Beale's Arch. of méd. V. IV.

Cornil. — Soc. méd. d'observation. 1863.

Cruveilhier. — Anat. patholog. A. IV. Paris, 1833.

Duchenne. — De l'électrisation localisée. Paris, 1861.

Duguset. — Union méd. 1862.

Dumênil. — Union méd. 1862.

Edwards (Duchenne fils). — Anat. pathol. et trait. de l'ataxie locom. progr. (Thèse de Paris, 1863).

Eisenmann. — Die Bewegungsataxie. Wien 1863.

Foucard. — France méd.

Fredault. — Bull. de la société anat. 1845.

Friedreich. — Virchow's Archiv. 1863.

Gull. — Guy's hosp. reports. 1856, 1858.

Hardy. — Archive de méd. 1834.

Herschell. — Bull de thérap. 1862, Oct.

Horn. — Arch. 1833, Oct. Diss. de tabe dorsale, 1827. Berlin.

Hutin. — Bull. de la soc. anat. 1827. Nouvelle bibl. méd. A. I. 1828.

Isnard (Charles). — Union médic. 1862.

— 114 —

Laborde. — Compt. rend. d. seances de la soc. d. biologie. 1859.
Landry. — Arch. gén. de méd. 1852. Mon. des Hôp. 1858.
Lecoq. — Arch. génér. de méd. 1861. Juni.
Leyden. — Die grave Degeneration der hintern Rückenmarksstränge. Berlin, 1863.
Luys. — Gaz. médic. 1856, 1859.
Mac-Naughton. — Americ. journ. of med. science. 1843.
Malle. — Clin. chir. de Strassbourg. Paris 1832.
Marrotte. — Union méd. 1862. N. 17.
Matteus. — Trait. de l'ataxie locomotr. progr. (Thèse de Paris, 1862). (Charcot.)
Ollivier. — Traité des mal. de la moelle. Paris 1837.
Ortet. — De l'ataxie locomotr. (Thèse de Paris, 1862).
Oulmont. — Arch. gén. 1862.
Remak. — Berl. Klin. Wochenschrift, 1864.
Romberg. — Lehrb. der Nervenkrankh. 1856.
Schützenberger. — (Thèse de Strassbourg 1860.).
Serres. — Anat. comp. V. II.
Sizaret. — De la nature etc. (Thèse de Strassbourg, 1860).
Stanley. — Med. chir. trans. 1860.
Steinthal. — Hufelands Journal, 1844. Juli und August.
Teissier. — Gaz. méd. de Lyon. 1861.
Topham. — Lancet 1852, Mars.
Topinard. — De l'ataxie loc. etc. Paris, 1864.
Trousseau. — Clin. méd. etc. 1862. Union méd. 1863.
Tungel. — Berichte des Hamburger Krankenhauses.
Vernay. — Union méd. 1862. N. 4.
Vigla. — Soc. méd. des Hôp. 1863.
Virchow. — Virch. Arch. 1852.
Webster. — Med. chir. trans. 1843. V. XXIV.
Wunderlich. — Arch. für Heilkunde, 1861.

Berichtigungen.

Seite 1,	Zeile	18 v. o.	statt:	jede anatomische	liess:	jede grob anatomische.
„ 3,	„	10 v. u.	„	des	„	der.
„ 8,	„	1 v. o.	„	220	„	203.
„ 17,	„	7 v. o.	„	innervirt, wird	„	innervirt wird,
„ 18,	„	8 v. o.	„	200	„	203.
„ 18,	„	6 v. o.	„	82	„	90.
„ 18,	„	2 v. o.	„	Dinel	„	Pinel.
„ 26,	„	16 v. o.	„	taberanz	„	tuberanz
„ 39,	„	14 v. o.	„	sechste	„	fünfte.
„ 93,	„	4 v. o.	„	tuberculora	„	tuberculosa

www.ingramcontent.com/pod-product-compliance
Lightning Source LLC
Chambersburg PA
CBHW021942220326
41599CB00013BA/1657